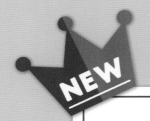

JN025133

はじめての婦人科看護

"なぜ"からわかる、ずっと使える！

［編著］**永野 忠義**

関西電力病院婦人科部長
元田附興風会医学研究所北野病院産婦人科主任部長

MC メディカ出版

🐾 はじめに 🐾

　看護師の皆さま、こんにちは！

　本書の初版『はじめての婦人科看護』は、婦人科の看護にこれから携わろうとしている看護師の皆さまに、婦人科の基本的な知識と、診療の概要、そして看護のポイントを理解していただくための良い伴侶となることを目指して、同じ病棟で働く婦人科医師と看護師が一緒になって知恵を絞って執筆したものです。今回さらに複数の施設のスタッフも加わり、『NEWはじめての婦人科看護』として内容をアップデートしました。ロボット支援下手術の発展、がん診療におけるゲノム医療の推進、新規薬剤の登場や遺伝性腫瘍への注目など医療の現状を踏まえて、それらを新たな項目として加えました。

　新人看護師の皆さまには、婦人科の全体像を把握していただいた後に、他科との違いや特徴、婦人科特有の看護のポイント、現在婦人科で比較的新しい分野とされているもの、などを理解していただけるように構成しています。そして、すでに婦人科看護に携わっておられる先輩看護師の皆さまにも、新人看護師への指導や知識の整理に使っていただければと考えています。また、復習・指導用テキストとして「振り返りテスト」がダウンロードでき、理解度の確認にも役立ちます。

　間違いのない正確な看護、クレームを受けない看護、ヒヤリハット報告書を書かなくてもすむ看護が厳しく求められる昨今ですが、「患者さまの心に響く温かな看護を目指して」という最も大事なことを忘れず、細かなところにまで行き届く看護を行い、患者さまがスムーズに回復、そして退院にたどり着けるようにサポートすることが皆さまのゴールであるはずです。「婦人科での看護はここがポイントだ！」ということを把握していなければ、そのゴールへの到達は不可能です。

　本書が、患者さまの身体と心を支えるすばらしい婦人科看護を目指す皆さまのお役に立つことが私どもの本望です。

　2022年7月

関西電力病院婦人科部長
元田附興風会医学研究所北野病院産婦人科主任部長

永野 忠義

Contents

4章 婦人科疾患の手術と看護

5章 婦人科がんの化学療法・放射線療法の看護

6章 婦人科でよく使われる薬剤

> 🐾 ダウンロードして理解度が確認できる振り返りテスト 🐾
> 問題、解説、解答用紙がダウンロードできます。プリントアウトして、復習や知識の整理にご活用ください。

編集・執筆者一覧

🐾 **編集・執筆**

● **永野 忠義** 　関西電力病院婦人科部長
　　　　　　　　 元田附興風会医学研究所北野病院産婦人科主任部長
　　　　　　　　 【はじめに・4章1・4章2】

🐾 **執 筆**

● **前田 奈補子** 　社会法人四天王寺福祉事業団四天王寺病院看護部看護部長 　【1章1】
● **宮田 明未** 　市立芦屋病院産婦人科医長 　【1章2・4章5・4章8】
● **隅野 朋子** 　関西電力病院婦人科 　【1章3・1章4・2章11・4章16】
● **寺川 耕市** 　関西電力病院婦人科部長 　【2章1・2章15】
● **奥田 亜紀子** 　田附興風会医学研究所北野病院産婦人科副部長 　【2章2・4章3 (p.84〜87)】
● **小薗 祐喜** 　田附興風会医学研究所北野病院産婦人科副部長 　【2章3・4章15】
● **古田 希** 　関西電力病院婦人科 　【2章4】
● **山本 絢可** 　関西電力病院婦人科 　【2章5】
● **関山 健太郎** 　田附興風会医学研究所北野病院産婦人科副部長 　【2章5・4章6・4章7】
● **吉水 美嶺** 　関西電力病院婦人科 　【2章6・2章7】
● **自見 倫敦** 　淀川キリスト教病院産婦人科医長 　【2章6・2章7・4章10・5章1】
● **辻 なつき** 　関西電力病院婦人科医長 　【2章8・2章9・4章9・5章3】
● **瀬尾 晃司** 　洛和会音羽病院　総合女性医学健康センター 　【2章10・2章13・2章14・4章11】
● **松岡 麻理** 　越田クリニック 　【2章12・4章14】
● **松永 優子** 　田附興風会医学研究所北野病院看護部看護師 　【3章1・3章2・4章4】
● **高橋 奈々** 　元田附興風会医学研究所北野病院看護部看護師 　【3章1・3章2・4章4】
● **岩見 州一郎** 　京都桂病院産婦人科部長 　【4章3 (p.88〜91)】
● **山本 瑠美子** 　大阪母子医療センター産科医長 　【4章12・4章13】
● **川嶋 綾子** 　田附興風会医学研究所北野病院看護部看護師
　　　　　　　　 【4章看護のポイント (p.95〜96・98〜99・101・107・110・113・116・119・121・123・126)】
● **松本 愛** 　田附興風会医学研究所北野病院看護部看護師
　　　　　　　　 【4章看護のポイント (p.95〜96・98〜99・101・107・110・113・116・119・121・123・126)】
● **末永 真智子** 　元田附興風会医学研究所北野病院看護看護師 　【4章看護のポイント (p.104)】
● **菊川 唯** 　田附興風会医学研究所北野病院看護部看護師 　【5章2】
● **松田 美和子** 　田附興風会医学研究所北野病院看護部看護師 　【5章4】
● **高崎 奈津希** 　関西電力病院薬剤部薬剤師 　【6章 (p.144〜147・p.148 睡眠薬、ホルモン剤・p.149〜152)】
● **眞継 賢一** 　関西電力病院薬剤部薬剤師 　【6章 (p.148 下剤)】

🐾 **写真協力**
● **渡辺 歩美・佐々木 舞子** 　元田附興風会医学研究所北野病院看護部看護師

🐾 **編集協力**
● **村上 真央** 　田附興風会医学研究所北野病院産婦人科秘書

1章

婦人科の特徴と基礎知識

① 婦人科と婦人科看護

婦人科疾患の看護の特徴は、女性を中心に、初潮を迎える頃の10代前半から高齢まで、幅広い年齢層の患者が対象になることです。疾患は生殖器とこれらを制御するホルモンに関わるもので、内服薬治療、手術、抗がん剤治療、放射線治療、緩和ケアなど、多岐にわたる看護が必要です。

🐾 婦人科疾患における患者の特徴

❶ 患者は男性も含まれる

● 婦人科疾患における対象患者は女性が中心ですが、<u>男性も対象</u>となります。

❷ 対象となる年齢層が幅広い

● 初潮を迎えたばかりの10代前半から高齢まで、幅広い年齢層の患者が対象となります。

❸ 疾患に対する苦痛や不安に加えて、生殖器喪失への不安も抱えている

● 疾患の状態、年齢、婚姻関係の有無、妊娠・出産歴の違いなどによって状況は異なりますが、患者は疾患に対して<u>大きな苦痛と不安</u>を抱えています。

❹ プライバシーや家族についての問題

● 疾患の部位が生殖器であるために、プライバシーに関わる問題も少なくありません。

● 夫や恋人、子どもたちについての心配もあります。

根拠 最近はトランスジェンダーの問題も重要で、小学生の頃からの介入の必要性も出てきました。さらに遺伝性腫瘍が注目され、男性も含めた子孫への影響についても検討が必要です。

注目！

子宮や卵巣などの機能喪失や、生殖器の摘出などに対する恐怖、女性としての魅力の減少への不安や劣等感、性生活への不安などを抱えている場合が多くあります。

🐾 婦人科看護の特徴

● 子宮や卵巣、卵管、腟、外陰部など生殖器に関わる疾患が治療対象で、手術、抗がん剤治療、放射線治療、緩和ケアなど、看護も多岐にわたります。

● 患者個々の病状や手術、治療についてしっかり把握したうえで専門的な看護ケアの提供を行います。

● 患者の支えとなる家族への支援も大切な役割です。

注目！

精神状態や社会背景を十分に把握し、ライフステージに合わせたケアを提供すること、そして信頼関係を築き、患者が不安感や喪失感を表出できるように関わることが大切です。

❷ 女性生殖器の解剖

手術内容や合併症を理解するには、子宮・付属器、外陰部、血管・リンパ節などの解剖を知っておくことが欠かせません。

🐾 子宮・付属器

● 子宮・卵巣・卵管と周囲組織の位置関係を正面や側面から見て理解しましょう。

正面図

注意！ 卵巣・卵管への血流と子宮への血流は別なのです！

卵巣動静脈と、それを包む子宮広間膜を骨盤漏斗靱帯（卵巣提索ともよばれる）といいます。

大動脈から分岐します。

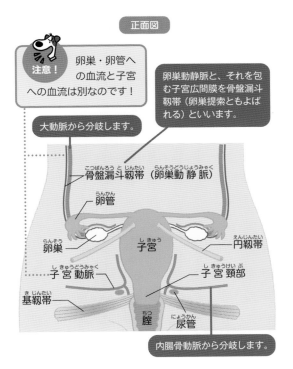

- 骨盤漏斗靱帯（卵巣動静脈）
- 卵管
- 卵巣
- 子宮動脈
- 基靱帯
- 子宮
- 円靱帯
- 子宮頸部
- 膣
- 尿管

内腸骨動脈から分岐します。

側面図

- 腹膜
- 子宮
- 膀胱子宮窩
- 恥骨
- 膀胱
- 尿管
- ダグラス窩
- 直腸

子宮を支える靱帯（子宮を左前から見た図）

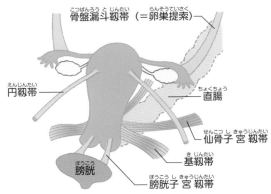

- 骨盤漏斗靱帯（＝卵巣提索）
- 円靱帯
- 直腸
- 仙骨子宮靱帯
- 基靱帯
- 膀胱
- 膀胱子宮靱帯

子宮・付属器の詳細図

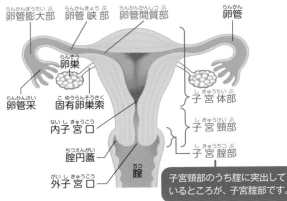

- 卵管膨大部
- 卵管峡部
- 卵管間質部
- 卵管
- 卵巣
- 卵管采
- 固有卵巣索
- 内子宮口
- 腟円蓋
- 外子宮口
- 腟
- 子宮体部
- 子宮頸部
- 子宮腟部

子宮頸部のうち腟に突出しているところが、子宮腟部です。

これも覚えておこう！

靱帯について

● 子宮は上図のような5つの靱帯で支えられています。子宮摘出では、これら靱帯を順に切断していきます。

● 靱帯が緩むことが子宮脱の原因とも考えられています。

🐾 外陰部

● 導尿、膀胱バルーン留置、外陰部の処置などにおいて、外陰部の解剖の理解が必要です。

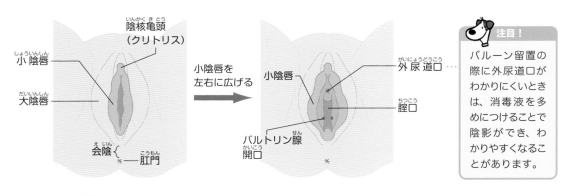

注目！
バルーン留置の際に外尿道口がわかりにくいときは、消毒液を多めにつけることで陰影ができ、わかりやすくなることがあります。

🐾 血管・リンパ節

● 悪性腫瘍の手術では、リンパ節をたくさん郭清します。
● リンパ節は血管周囲を取り巻くように脂肪組織の中に複数存在しています。

注目！
「どこの部位を手術しているの？」と疑問に思ったときは、以下の図を参考にしてください。

注目！
婦人科悪性腫瘍のリンパ節転移の頭側端は左腎静脈とされています。

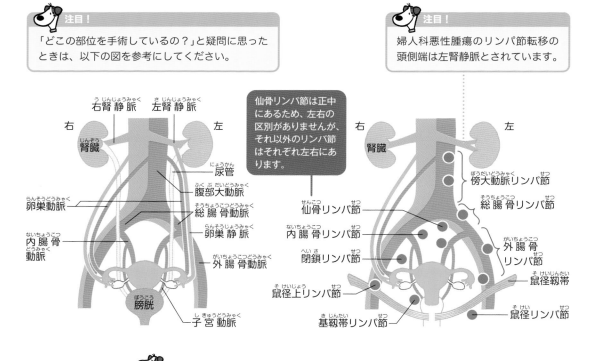

仙骨リンパ節は正中にあるため、左右の区別がありませんが、それ以外のリンパ節はそれぞれ左右にあります。

注意！ 術後の尿管閉塞
尿管は卵巣動静脈や子宮頸部付近を通って膀胱へ達するため、婦人科手術による損傷や腫瘍による閉塞に最も注意が必要な臓器です。

③ 産婦人科の診察と介助

(右側縦帯) 1章　婦人科の特徴と基礎知識　③ 産婦人科の診察と介助

はじめに（患者が婦人科治療の第一歩を踏み出すためのサポート）

- 産婦人科受診が必要な患者にとって、まずもっとも問題なのは、羞恥心を克服するということではないでしょうか。年齢がいくつになっても皆、患者として産婦人科外来の門をくぐるのは辛いものです。子宮がんにおける日本の検診率は30〜40％台であり、欧米の検診率70〜80％と比べてとても低く、がん検診が一般に浸透していないと言わざるを得ません。

- 医師だけの対応では、やはり患者の心のケアまでは十分行き届かないところがあります。看護師が同席して問診時の患者の反応や態度を観察することで、「それぞれの患者がいちばん悩んでいることは何か」「どのような背景があるのか」などの情報を得ることができます。

- そして産婦人科の診察には内診があります。初めての内診ではかなりの緊張を伴うでしょう。さらに未成年や性交渉の経験がない人ではどうでしょう。母親とともに来院しているのなら、内診にも同席してもらったほうがよい場合もあるでしょう。

注目！
産婦人科外来には、羞恥心や辛さを克服しながら来院している患者が大勢いるのです。そこで診察を受けて、「ああ、思い切って来てよかった。受診してよかった」と思ってもらえるような対応やサポートが大事です。適切な外来対応の継続によって、一般女性の産婦人科受診の門戸が大きく開かれていくのではないかと思います。

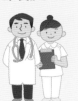

注意！
徐々に産婦人科に慣れてもらうために、最初は内診をせず、腹部の触診と経腹超音波での対応が可能であるか否かについて検討することも必要です。高齢者、また未経産婦や帝王切開のみでの出産をしている人は腟が狭い場合が多いので、診察に使う腟鏡のサイズも小さなものにするなどの配慮が必要でしょう。

- このように、外来は患者にとって治療の第一歩を踏み出すとても大事なところです。初診の際の印象が非常に大切なのです。そこで看護師の皆さんの心遣いが活きてくるのです。

> ではこの外来診療を乗り越えて、入院してきた患者はどうでしょう。外来の担当医とは違う医師が受け持ち医となる、さらに複数の医師が一緒にインフォームドコンセント(IC)に入る、診察するということがあります。このようなときにも患者の緊張がほぐれるように積極的にサポートしていきましょう。

診　察

- 診察には、問診、外診、腟鏡診、内診・直腸診があります。
- 児童などでは外診と経腹超音波で対応することもあります。

診察の種類

問　診	・婦人科では、月経歴、月経の状態、性交歴、妊娠・出産歴、ピル服用について確認が必要です。
外　診	・視診で外陰部の皮膚や粘膜の確認、外性器異常、触診で腹部の状態、リンパ節腫大の有無などを診ます。
腟鏡診	・帯下、腟粘膜、子宮腟部の状態、膀胱瘤や直腸瘤の有無を診ます。
内診・直腸診	・子宮の大きさ、形状、硬さ、可動性、圧痛や疼痛の誘発の有無を確認します。 ・付属器領域の腫瘤の有無やその大きさ、可動性、子宮傍組織の硬さなどを診ます。 ・性交歴のない患者など内診できない場合は、直腸診で代用することがあります。この場合は事前の説明が大事です。

> 直腸診については看護師からも説明することが大事です（p.17参照）。

診察介助

❶ 患者を内診台に誘導します。

❷ 腟鏡（クスコ）、超音波プローブ、診察灯を準備します
（p.14 〜 18「産婦人科の検査と介助」参照）。

❸ イラストのように膝にタオルをかけ、必ず声をかけて
から内診台を上げます。

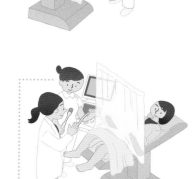

> **注意！** このとき、股関節の開排制限の有無に注意が必
> 要です。最近の内診台は脚の開閉を、左右別個
> に固定する機能があります。股関節の可動性について、
> 股関節手術の既往を含めて必ず確認しておきましょう。

❹ 腟鏡診の介助として、必要物品（診察灯〈点灯確認・位
置合わせ〉、温めた腟鏡、鑷子、綿球、イソジン®ある
いはオスバン®）を用意します。

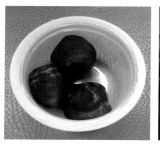 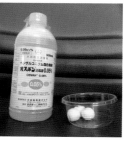

❺ 医師に必要な物品を手渡します。

❻ エコー検査の介助として、超音波プローブにエコーゼリー
をつけて、ゴムサックを装着しておきます（p.16参照）。

❼ 内診台を下ろし、患者の状態を確認します。

> **注目！** 医師は診察部位から目を離せないので、物品
> を出す場所や方向に配慮しましょう。
> 患者に「力を抜きましょうね」「大丈夫ですか」
> などの声かけを忘れないでください。

> **注意！** **冷汗やふるえを確認する**
> 緊張のあまり、意識消失や血圧低下を起こすことがあります。しっかり確認しましょう。冷汗をかい
> たり、ふるえたりすることがあるようなら、しばらく（数分）内診台に座ったままで休憩をとってもらうようにし
> ましょう。

❽ 次の診察に備えます。

これも覚えておこう！

> **診察介助の極意**
> 婦人科診察はデリケートな身体の部位を診るので、格
> 別の配慮が必要です。その特性からとくに男性医師だ
> けでの対応ではトラブルになることもあるため、看護
> 師が医師のそばを離れないように、また常に患者に声
> かけをするようにしましょう。

> **注意！** 内診台には目隠しのカーテンをして
> いるところがまだまだ多く、カー
> テンの向こう側で何をされるのかわからないと
> いう不安が強いものです。そのため、「今から
> 何々をしますよ」という声かけが大事です。

吹き出し：内診台をあげますね。台が動きますよ。
吹き出し：脚が開きますが、大丈夫ですか？

🐾 診察に用いられる物品

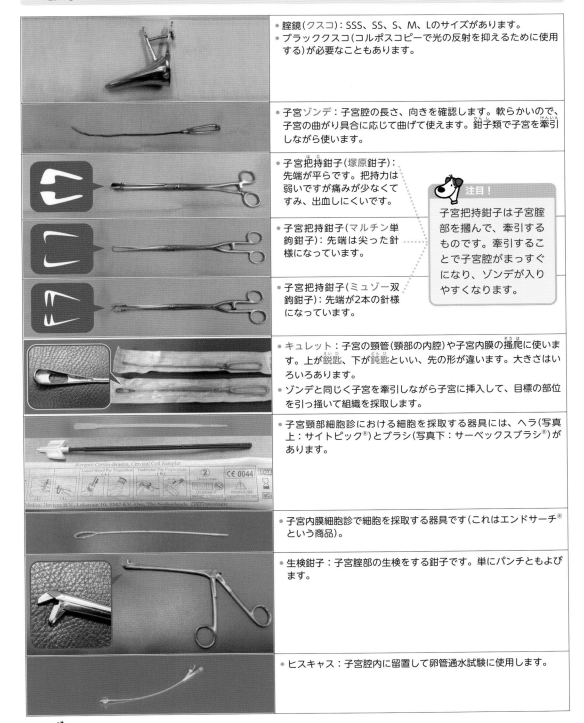

- 腟鏡(クスコ):SSS、SS、S、M、Lのサイズがあります。
- ブラッククスコ(コルポスコピーで光の反射を抑えるために使用する)が必要なこともあります。

- 子宮ゾンデ:子宮腔の長さ、向きを確認します。軟らかいので、子宮の曲がり具合に応じて曲げて使えます。鉗子類で子宮を牽引しながら使います。

- 子宮把持鉗子(塚原鉗子):先端が平らです。把持力は弱いですが痛みが少なくてすみ、出血しにくいです。

注目!
子宮把持鉗子は子宮腟部を摑んで、牽引するものです。牽引することで子宮腔がまっすぐになり、ゾンデが入りやすくなります。

- 子宮把持鉗子(マルチン単鉤鉗子):先端は尖った針様になっています。

- 子宮把持鉗子(ミュゾー双鉤鉗子):先端が2本の針様になっています。

- キュレット:子宮の頸管(頸部の内腔)や子宮内膜の搔爬に使います。上が鋭匙、下が鈍匙といい、先の形が違います。大きさはいろいろあります。
- ゾンデと同じく子宮を牽引しながら子宮に挿入して、目標の部位を引っ搔いて組織を採取します。

- 子宮頸部細胞診における細胞を採取する器具には、ヘラ(写真上:サイトピック®)とブラシ(写真下:サーベックスブラシ®)があります。

- 子宮内膜細胞診で細胞を採取する器具です(これはエンドサーチ®という商品)。

- 生検鉗子:子宮腟部の生検をする鉗子です。単にパンチともよびます。

- ヒスキャス:子宮腔内に留置して卵管通水試験に使用します。

注意!

患者の痛みに対する反応
マルチン鉗子や、ミュゾー鉗子で把持した場合、痛みが強いと、外した後に出血しやすいので、タンポンやガーゼでの圧迫が必要なことがあります。キュレットでの搔爬時は、患者の痛みに対する反応に注意しましょう。

④ 産婦人科の検査と介助

細胞診の種類と方法

● 細胞を採取し（子宮頸がん検診、体がん検診、胸水・腹水細胞診）、悪性所見の有無を評価します。従来の塗抹細胞診と、新しい液状検体細胞診（LBC；liquid-based cytology）があります。

1 塗抹細胞診

● 塗抹細胞診は、採取した細胞をスライドガラスに塗り付けて、すぐに95％エタノールに浸す方法です。

❶頸部細胞診の例

● サイトピック®という採取器具の太いほう（写真左側のヘラ。腟部の外側を採取）と尖ったほう（写真右側のヘラ。頸管内を採取）での細胞の採取と塗布を行います。

● 採取器具はブラシ型やヘラ型、綿棒もあります。綿棒は細胞の採取量が少ないといわれています。

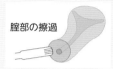

腟部の擦過

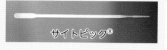

サイトピック®

頸管内の擦過

> **注目！**
> 局所にきちんとライトを当てて、処置がしやすいようにしましょう。「少し触りますよ」などの患者への声かけも忘れずに！

スライドグラス

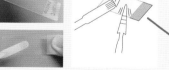

> 触るとザラザラした部分が一部にあります。これがある面が、表です。ザラザラしたところに鉛筆で、患者ID、名前、日付けなどを記入しておきます。介助の際はここを指で挟んで持ちます。

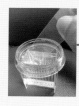

> はじめに腟部の外側を採取してスライドグラスの半分に塗布、次に頸管内を採取して残り半分に塗布します。これが乾燥すると細胞の状態がダメージを受けて、正確な診断が難しくなります。半分塗布したときに、いったん先に採取した半分をエタノールに浸すように指示されることもあります。

> **注目！**
> どういう方法でも、とにかく乾燥させないように、塗布した細胞はす早くエタノールに浸すことが大切です。

❷体部細胞診の例

● エンドサーチ®という採取器具で細胞の採取と塗布を行います。

● 採取器具はY字型や吸引チューブ型もあります。吸引型ではガラスに吹き付けます。

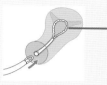

> 子宮腔に器具の先端を入れて採取します。子宮口が狭い未経妊や未経産の患者にはゾンデが入るかどうかのチェックをします。痛みを伴うので、この説明と、診察のときにはしっかりサポートする必要があります。検査後も少し安静が必要な場合もあるので配慮しましょう。

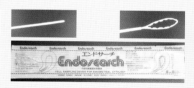

エンドサーチ
Endosearch

> **注意！**
> 患者が内診台からすぐ立って着替えているときに転倒することがあるので、看護師の観察と声かけが大事です。

2 液状検体細胞診

● 子宮頸部の液状検体細胞診(LBC)には、ThinPrep法とSurePath法の2種類あり、ThinPrep法が多く採用されています。検査方法は、採取用のブラシで回すように擦って細胞を採取し、ブラシの先端を固定保存液の中でジャブジャブと洗って多くの細胞を回収する方法です。

注目!
ThinPrep法は、採取した細胞を固定保存液の中で洗った後にブラシを取り出します。SurePath法ではブラシの先端を折って保存液に入れます。

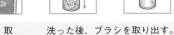

ThinPrep法

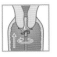

採　取　　洗った後、ブラシを取り出す。

SurePath法

採　取　　洗った後、ブラシの先端を折って保存液に入れる。

● 採取した細胞の大部分を回収できます。乾燥に気を使う必要がありません。また後にヒトパピローマウイルス(HPV)検査(p.32〜33参照)を追加して行うこともできます。

最終的にできあがった標本は、このように液を落としたような形の小さなものになり、顕微鏡で見る範囲が狭くてすむので、病理医の負担も軽減します。

これも覚えておこう!

子宮内膜細胞診
子宮内膜細胞診は、LBCを含めてあまり海外では行われていません。理由は、診断精度が低いためです。その細胞診の判定基準についてはいまだ議論の多いところですが、体がんが疑わしいときには掻爬組織診が行われることが多いです。

🐾 部位別の組織診の方法

● 組織を採取し、悪性所見の有無を評価するとともに、組織型を診断します。良悪性の最終判断となる大事な検査です。

コルポスコープ

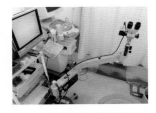

❶ 頸部組織診の例

● コルポスコープ(腟拡大鏡)での観察下に、生検鉗子で生検します。
● コルポスコープでは、3%酢酸液で処理して観察します。

注目!
酢酸での変化が出るまでに1分間程度かかります。変化を写真撮影するときは「シャッター音がします」と声を掛けましょう。

3%酢酸液 **腟部に塗布**

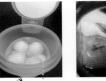

閉経後や分娩後の授乳期の患者は腟粘膜が弱く、酢酸がしみることがあるので、声かけをしましょう。塩化第二鉄も少ししみます。

生　検 **生検部の止血に塩化第二鉄塗布**

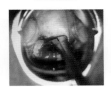 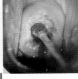

塩化第二鉄の代わりにタンポンでの圧迫止血とする場合があります。

注目!
3%酢酸液はたっぷり入れておき、腟部に塗布するときも絞らずにしっかりと液をつけるようにします。

❷体部組織診の例

● 腔内をイソジン®で消毒し、ゾンデで子宮腔長を測定してキュレット鋭匙で組織を採取します。

> **注意！** **体部検査時の痛み**
> 体部は細胞診でも痛みがあります。組織診ではさらに痛みが強いので、患者の状態に注意してサポートをしっかり行います。

🐾 画像検査

1 超音波診断法（US）

● 婦人科の超音波診断法（US；ultrasonography）には**経腹**（TA；trans-abdominal）、**経腟**（TV；trans-vaginal）、**経直腸**（TR；trans-rectal）があります。

● 高い周波数の音波を送り、反射して戻ってきた超音波の強さに応じて画像を作り出します。非常に簡便です。

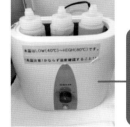

> ゼリーは温めておきましょう。いろんなウォーマーがありますが、最近はエコーの器械についていることが多くなりました。

❶経腹超音波診断法（TA-US）

● お腹に超音波用のゼリーを塗布して行う従来の超音波診断法です。

> **注意！** **尿がたまった状態で観察する**
> 骨盤内の正常大に近い子宮や卵巣は、膀胱にかなり尿がたまっていないと腸が邪魔をして観察できないことが多いです。

> **注目！**
> 必ず使用前にゼリーを少し自分の手につけて温度を確認しましょう。

❷経腟超音波診断法（TV-US）

❶ 超音波プローブにゼリーとサックを装着して使います。

❷ 超音波は空気中を通らないので、サックの中にゼリーを入れておきます。

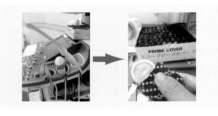

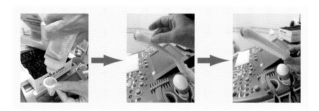

❸ 経腟専用の超音波プローブを腔内に挿入して観察しますが、腔内は潤いがあるのでゼリーは必要ありません。挿入時の痛みを抑えるために少し生理食塩液やオスバン液で先を濡らして挿入します。

❹ 正常大の子宮でも、内膜まで観察できます。

実際の経腟エコー写真

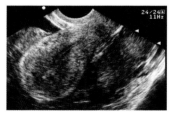

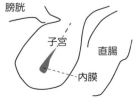

膀胱

子宮

直腸

内膜

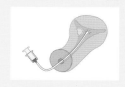

これも覚えておこう！

ソノヒステログラフィー（sonohysterography）
細いチューブ（ヒスキャス®など）で子宮内に生理食塩液を注入しながら、経腟超音波検査で子宮内腔の病変を描出する方法です。子宮腔が水で満たされることで、腔内のポリープや筋腫がきれいに描出されるので有用です。

❸ 経直腸超音波診断法（TR-US）

- 経腟用の超音波プローブを用います。同じようにサックを装着して使用します。
- これを肛門から直腸内に挿入して観察しますが、挿入時の痛みを抑えるために、ゼリーやキシロカイン®ゼリーを塗布して挿入します。TV-USとほとんど同じように観察できます。

注意！
お尻（直腸）からのエコー時の患者対応
直腸からのエコーは、性交歴のない人や腟が萎縮した高齢者で経腟エコーができない場合に行います。何の説明もなく、お尻から器械を入れられたならショックなものです。医師から説明があっても、さらに看護師がサポートしましょう。

よくあるギモン

上記のほかに、どんなときに経直腸エコーを用いるの？
腟から子宮腔内に、細胞診用の採取器具やラミナリア桿を入れる際に、挿入不可能なときには、経直腸エコーで観察しながら腟からの処置をすることがあります。

2 核磁気共鳴画像法（MRI；magnetic resonance imaging）

- 強力な電磁波を使って体内にある水分に作用させて断層を撮影する方法です。
- 骨盤内臓器の評価、腫瘍の性状、良性／悪性の診断に適しています。
- 撮影法には、T1強調、T2強調、脂肪抑制、造影法、拡散強調画像
  DWIBS（ドゥイブス）などがあります。

T2強調画像、骨盤矢状断

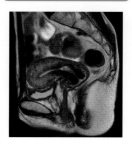

3 コンピューター断層撮影法（CT；computed tomography）

- X線を照射し、通過したX線量の差をデータとして処理する方法です。
- 放射線被曝はありますが、簡易で、全身の評価に適しています。

造影CT；骨盤体軸断

注目！
婦人科悪性疾患では、リンパ節転移、肝臓・肺転移の精密検査に用いられます。

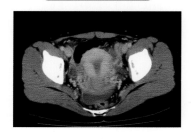

4 陽電子放出断層撮影（PET；positron emission tomography）

- 陽電子を放出する放射線同位体を含む薬剤を投与し、その体内分布を画像化して診断を行います。現在はFDG-PETがメインで行われています。
- FDG（ブドウ糖に似た物質）は、糖の取り込みが盛んな部位に取り込まれ（集積）ます。脳、心臓、腎臓、膀胱などのほか、がん病巣にも取り込まれるため、5mm以上の大きさのがん病巣の把握に用いられます。取り込まれる強さをSUVで表し、SUVmaxが3.0以上で陽性とされることが多いです。

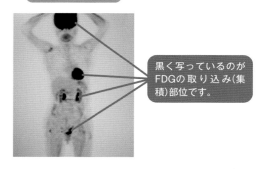

PET-CT：冠状断

黒く写っているのがFDGの取り込み（集積）部位です。

5 子宮卵管造影（HSG；hysterosalpingography）

- 子宮体部に留置したカテーテルから油性の造影剤を注入し、X線で撮影して子宮内腔の形状や卵管の疎通性を評価します。

6 子宮鏡（ヒステロスコピー〈Hysteroscopy〉）

- 子宮内を観察する内視鏡です。子宮内膜ポリープ、子宮筋腫、子宮内膜がんの確認と、生検を目的としています。

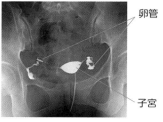

子宮卵管造影

卵管

子宮

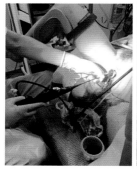
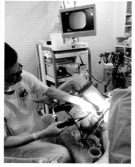

子宮鏡検査

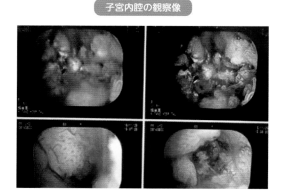

子宮内腔の観察像

🐾 内分泌検査（血液検査）

- 卵巣機能障害や更年期などの場合、視床下部－下垂体－卵巣の機能を評価します（エストラジオール、LH、FSHの血中濃度の測定を行います）。
- p.20「月経をコントロールするホルモンの流れ」参照。

注目！

下垂体から出る、乳汁分泌ホルモンのプロラクチンや甲状腺ホルモンも月経周期に影響するので測定対象となることがあります。

2章

婦人科疾患の知識(症状・検査・治療)

正常な月経は、周期日数：25 〜 38日、ずれは ±6日以内で、出血日数：3 〜 7日（平均4.6日）、1周期当たりの総出血量：20 〜 140mLとされています。これらを逸脱すれば月経異常とします。また、日常生活が不可能なほどの痛みを伴えば、月経困難症とよびます。

🐾 月経について

●毎月、子宮の部屋（内腔）に柔らかな子宮内膜を準備して、受精卵がやってきたときに着床しやすくしているのですが、受精卵が来なければいったん内膜を剥がしてリセットします。これが月経です。

> 月経の究極の目的は妊娠を可能にすることです。

異常な月経の呼称

初経時期の異常	早発初経	9歳未満	出血量の異常	過少月経	20mL未満
	遅発初経	16歳以降		過多月経	140mL超
月経周期の異常	頻発月経	24日以内	閉経時期の異常	早発閉経	40歳未満
	希発月経	39日〜 3カ月		遅発閉経	56歳以降（日本人の平均閉経年齢は50.5歳）
出血日数の異常	過短月経	2日以内			
	過長月経	8日以上			

🐾 月経と女性ホルモン

初潮

●女性が思春期になると、脳の視床下部から性腺刺激ホルモン放出ホルモン（GnRH；gonadotropin releasing hormone）が分泌され始め、これが下垂体前葉に働いて性腺刺激ホルモン（Gn；gonadotropin、ゴナドトロピン）が分泌されます。

●Gnには卵胞刺激ホルモン（FSH；follicle stimulating hormone）と黄体形成ホルモン（LH；luteinizing hormone）があり、これら2つのホルモンが卵巣を刺激して、女性ホルモンであるエストロゲン（卵胞ホルモン）とプロゲステロン（黄体ホルモン）が分泌されるようになります。そしてこれら女性ホルモンが子宮に働いて月経が開始され、いわゆる初潮（初経）となります**（図）**。

月経周期とホルモンの変動

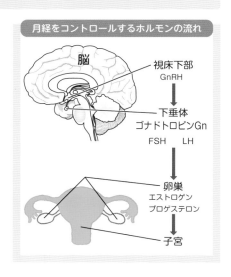

月経をコントロールするホルモンの流れ

脳 / 視床下部 GnRH / 下垂体 ゴナドトロピンGn FSH LH / 卵巣 エストロゲン プロゲステロン / 子宮

●月経を起こす卵巣からのエストロゲン、プロゲステロンの分泌量は、脳の視床下部、下垂体によって調節されます。視床下部、下垂体、卵巣の間でフィードバック機構が働いているのです。

●エストロゲンは子宮内膜を厚くする作用、プロゲステロンは受精卵が着床しやすいように子宮内膜を整える作用があります。

●月経が終わるとエストロゲンが増加し、卵胞（卵子が入った袋）が発育（卵胞期）し、やがて排卵（卵巣から

卵子が出て行く)します。排卵後は卵胞が黄体に変化し、プロゲステロンも増加してきますが(黄体期)、受精妊娠していないと両者は減少し、月経が起こります。

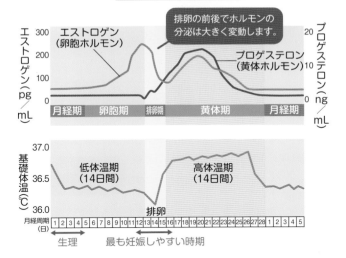

ホルモンの変動と基礎体温

排卵の前後でホルモンの分泌は大きく変動します。

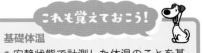

これも覚えておこう！

基礎体温
● 安静状態で計測した体温のことを基礎体温といいます。基礎体温をつけることで、月経周期やホルモンの変動を確認できます。

月経不順の治療

❶ **プロゲステロン製剤の周期的投与(Holmstrom ホルムストルム療法)**：エストロゲンは分泌されているのに、排卵が起こらずプロゲステロンが低値の場合に投与します。

❷ **エストロゲン製剤とプロゲステロン製剤の周期的投与(Kaufmann カウフマン療法)**：プロゲステロンとともにエストロゲンも低値の場合はエストロゲン製剤を併用します。

❸ **低用量ピル(低用量エストロゲン・プロゲスチン製剤〈LEP製剤〉)**：ホルモン状態が安定し、月経不順は改善します。

❹ **排卵誘発剤**：卵巣を刺激して排卵を起こし、卵巣から女性ホルモンを分泌させる方法です。妊娠希望がある場合に選択します。

過多月経の治療（子宮筋腫などの器質的疾患のない場合）

❶ **低用量ピル**：排卵を抑制することにより、子宮内膜の増殖を抑え、月経症状を和らげます。

❷ **レボノルゲストレル放出子宮内システム(ミレーナ®)(LNG-IUS；levonorgestrel releasing intrauterine system)**：子宮内に留置するT字型の避妊器具ですが、ミレーナ®には黄体ホルモンが含まれており、過多月経の治療にも用いられます。外来で挿入できます。子宮内に黄体ホルモンを最長5年間持続的に放出し、子宮内膜を薄く保つことにより、月経出血は少なくなります。

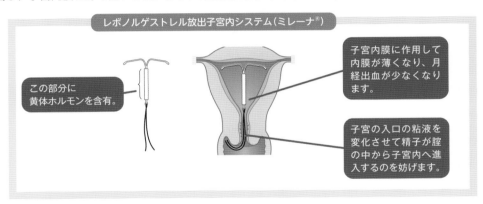

レボノルゲストレル放出子宮内システム(ミレーナ®)

この部分に黄体ホルモンを含有。

子宮内膜に作用して内膜が薄くなり、月経出血が少なくなります。

子宮の入口の粘液を変化させて精子が腟の中から子宮内へ進入するのを妨げます。

■ 月経困難症の治療（子宮筋腫などの器質的疾患のない場合）

❶ 鎮痛薬や低用量エストロゲン・プロゲステロン製剤（LEP）を服用します。
❷ 漢方薬や鎮痙薬ブチルスコポラミン臭化薬（ブスコパン®）を服用します。
❸ ミレーナ®を留置します。

🐾 無月経

● 無月経は、原発性無月経と続発性無月経に分類されます。

■ 原発性無月経

注意！ 原発性無月経では、染色体異常や遺伝性疾患を考慮に入れておく必要があります。

● 18歳になっても初経が起こらないもの。
　❶ まず幼少期の放射線治療や抗がん剤治療歴があれば、その影響が考えられます。
　❷ 染色体異常のTurner 症候群（染色体異常；45, XO）

以前は半陰陽とよばれました。

　❸ 性分化疾患DSD（Disorder of Sex Development）：卵巣と精巣の両方を持つ
　　場合（染色体は46XXが多く、次に46XY。外性器は男女両方を併せ持つ）、卵巣があるが外性器は男性
　　型の場合、精巣があるが外性器は女性型の場合があります。原因は不明です。
　❹ 副腎性器症候群（副腎から過剰に出る男性ホルモンのために女性器が男性化）
　❺ アンドロゲン不応症（男性であるがアンドロゲンに反応しないので外性器は女性型）
　❻ MRKH（Mayer-Rokitansky-Küster-Hauser）症候群（単にロキタンスキー症候群ともよばれる）：胎
　　生期にミュラー管から子宮、卵管、腟の上部3分の2が形成されますが、発生途中で障害を受けるとこ
　　れらの臓器の欠損が起こります。これが MRKH 症候群です。卵巣は正常なのでホルモン値は正常で
　　す。腟がなくて性交渉が不可能なので、腟を、
　　腸管や腹膜などを使って作る手術をします。

注目！ 男性だが女性器を持つ、あるいは逆、などの状態は、アメリカではパスポートに第3の性として「X」が作られたりしており、複雑な問題があります。

　❼ また見かけの無月経（月経は起こっているが、
　　腟閉鎖、処女膜閉鎖によって出血が外部に出な
　　いもの）があります。

■ 続発性無月経
　（これまであった月経が3カ月以上停止したもの）

注意！ 続発性無月経は、必ず妊娠を除外する必要があります。

障害部位別の続発性無月経の分類

❶ 視床下部性	GnRHの分泌減少のため、ゴナドトロピン、エストロゲンの分泌障害を起こすことによる無月経。原因不明（精神的ストレス、環境の変化など）、神経性食欲不振症、先天性機能低下症など
❷ 下垂体性	ゴナドトロピンの分泌が減少し、卵巣のエストロゲン分泌が減少したための無月経。下垂体腫瘍、高プロラクチン血症など
❸ 卵巣性	卵巣のエストロゲン分泌減少による無月経。ゴナドトロピンは高値となります。早発卵巣不全、多嚢胞性卵巣症候群
❹ 子宮性	子宮に問題があることによる無月経。ホルモン値は正常です。アッシャーマン（Asherman）症候群
❺ その他	糖尿病、甲状腺機能低下症など

※早発卵巣不全：40歳未満の自然閉経。ゴナドトロピンは高値、エストロゲンは低値となります。ホルモン補充
　療法を行います。
※多嚢胞性卵巣症候群：両側卵巣内に排卵されない小卵胞がたくさんとどまって腫大した状態です。排卵障害のた
　め、無月経、月経不順、不正出血などを起こします。
※アッシャーマン症候群（子宮内腔癒着症）：流産手術や中絶手術などで子宮内壁に傷がついたことにより、内腔が
　癒着してしまった状態です。無月経や不妊症の原因となります。

🐾 月経前症候群・月経前緊張症（PMS）

■ 症 状

● PMS（premenstrual syndrome）は、月経前3～10日間の黄体期に続くさまざまな精神的あるいは身体的な不快症状で、月経が始まるとともに軽快したり消失したりするものをいいます。

● 生殖年齢女性の50～80%で何らかの症状がみられますが、治療を必要とするのは10%以下といわれています。

● 原因は、はっきりとわかっていませんが、黄体期に分泌されるプロゲステロンが誘因になっているのではないかとも考えられています。

> **注意！** PMSを意外に知らない人が多い（約半数）といわれています。
> 月経のある人なら困っている人もいるはずですから、いろいろな体調不良を訴える患者と話をするときには、PMSの可能性を念頭に置いておきましょう。

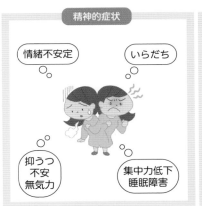

精神的症状

情緒不安定　いらだち　抑うつ 不安 無気力　集中力低下 睡眠障害

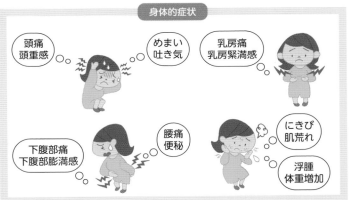

身体的症状

頭痛 頭重感　めまい 吐き気　乳房痛 乳房緊満感　下腹部痛 下腹部膨満感　腰痛 便秘　にきび 肌荒れ　浮腫 体重増加

■ 治 療

薬物療法

下腹部痛、頭痛	鎮痛薬（ロキソニン®、ボルタレン®など）
浮 腫	利尿剤（アルダクトン®Aなど）
症状全般	漢方薬（当帰芍薬散、加味帰脾湯など）
精神的症状	抗うつ薬、精神安定剤（パキシル®、ジェイゾロフト®など）
ホルモン療法	低用量ピルを服用して、排卵を抑制することにより、症状が軽くなることがあります。

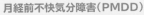
これも覚えておこう！

> **月経前不快気分障害（PMDD）**
> PMDD（premenstrual dysphoric disorder）は、PMSに比較してより精神的症状が主体となる症候群をいいます。

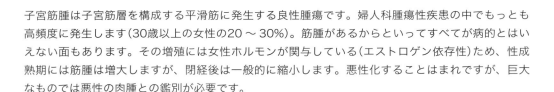

② 子宮筋腫

子宮筋腫は子宮筋層を構成する平滑筋に発生する良性腫瘍です。婦人科腫瘍性疾患の中でもっとも高頻度に発生します（30歳以上の女性の20〜30%）。筋腫があるからといってすべてが病的とはいえない面もあります。その増殖には女性ホルモンが関与している（エストロゲン依存性）ため、性成熟期には筋腫は増大しますが、閉経後は一般的に縮小します。悪性化することはまれですが、巨大なものでは悪性の肉腫との鑑別が必要です。

❤ 症 状

- 子宮筋腫の主な症状には、過多月経、月経困難、<u>不妊の3主徴</u>があります。
- 半数は無症状で経過し、婦人科健診時に偶然みつかることもあります。

> そのほかに、不正性器出血（月経以外の出血）、下腹部腫瘤感、圧迫症状（頻尿、排尿障害、腰痛、便秘、水腎症など）などの症状もみられます。

診断方法

- 内診、超音波検査、MRI検査、子宮鏡検査

治療・管理のポイント

- 筋腫の大きさ、症状や挙児希望の有無、年齢などを総合して治療・管理方針を決めます。
  ❶ **経過観察**：明らかに良性で小さく、無症状・挙児希望のない場合、3〜12カ月ごとの定期検診を行います。
  ❷ **対症療法**：鉄剤、鎮痛薬、漢方薬、低用量ピルなどを投薬。
  ❸ **薬物療法**：GnRHアナログ製剤であるGnRHアゴニスト、GnRHアンタゴニスト（偽閉経療法、逃げ込み療法）を投薬。
  ❹ **手術療法**：挙児希望あり→筋腫核出術（**p.108参照**）、根治療法→子宮全摘術（**p.93参照**）

 注意！ そのほかに、子宮動脈塞栓術(UAE)、保険適用はありませんが、MRガイド下集束超音波療法(FUS)などの治療法もあります。

> **まめちしき　逃げ込み療法**
>
> 逃げ込みとは、「閉経になって子宮筋腫が増大しなくなり、手術を避けることができる＝逃げ込める」という意味で使います。子宮筋腫は女性ホルモン依存性で、閉経で女性ホルモンが低下すれば増大しなくなります。閉経が近いようなら、GnRHアゴニストやGnRHアンタゴニストという薬を使って偽閉経状態にして、そのまま実際の閉経になるかどうかをみるのです。このホルモン療法の投与期間は6カ月までで、その後様子をみますが当然また月経がやってくることもあります。数コースで閉経に逃げ込めればよいのですが、使用しすぎると骨粗しょう症などの副作用が出てしまいます。

 これも覚えておこう！

> **子宮筋腫の手術前に用いる薬物療法**
> 子宮筋腫は小さいほど手術はやりやすく、創部も小さくできます。女性ホルモン（エストロゲン）が低下すれば子宮筋腫は縮小傾向となるので、術前3〜6カ月間GnRHアンタゴニストやGnRHアゴニストという薬を使って偽閉経状態にします。GnRHアンタゴニストはすばやくGnRH受容体にくっついて、GnRHがくっつく場所がなくなることでFSHの分泌が低下し、エストロゲンは減少します。GnRHアゴニストは受容体に結合して持続的にGnRH受容体を刺激し、FSH、そしてエストロゲンの分泌を増加させますが、あまりに刺激が長く続くと、GnRH受容体の数を減らそうとします。その結果、FSH、エストロゲンの分泌が低下するのです。

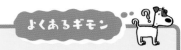

よくあるギモン

どういうときに筋腫で手術が必要になるの？
❶ 症状がなくてもあまりにも筋腫が大きいとき（8〜10cmが目安となります。大きくなる＝増殖能力が高い＝悪性への変化を心配）
❷ 小さくても月経痛などの症状が強く、薬物療法でのコントロールに限界があるとき
❸ 患者が過多月経と気づいていなくても、最終的に貧血が筋腫によると判断されるとき

妊娠と子宮筋腫

- 子宮筋腫が妊娠に合併する頻度は、0.45〜3.1％と報告されています。
- 妊娠・分娩・産褥の経過中に起こる主なトラブルには、次のものがあります。
  ❶ 筋腫の変性・感染に伴う疼痛や切迫流早産（筋腫が5〜6cm以上）
  ❷ 常位胎盤早期剝離（胎盤の付着部に近い筋腫）
  ❸ 胎児の位置や姿勢の異常
  ❹ 産道通過障害（子宮口に近い筋腫）
  ❺ 微弱陣痛
  ❻ 出産後の出血
  ❼ 産後の子宮の戻りが悪かったり、悪露への感染　など

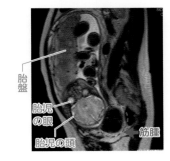

児頭が筋腫に当たって下降できずに帝王切開での分娩となった症例のMRI（T2、矢状断）

胎盤

胎児の眼

胎児の頭

筋腫

注意！ これから妊娠を考えている患者では、比較的大きな筋腫や子宮口に近いものなどは、妊娠前の治療を勧めることがあります。

手術方法

- 開腹（腹式）手術、腟式手術、腹腔鏡下手術、子宮鏡下手術があります。子宮筋腫の位置や大きさによって適用を決定します。

筋腫の種類

- 筋腫は約95％が子宮体部から、約5％が子宮頸部から発生します。
- その発育方向によって、漿膜下、筋層内、粘膜下の3つに分類されます。
- 単発性のものよりも多発性のものが多く（60〜70％）、3種類の筋腫が複数種合併して多発することが多いです。

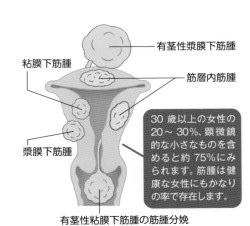

有茎性漿膜下筋腫

粘膜下筋腫

筋層内筋腫

漿膜下筋腫

30歳以上の女性の20〜30％、顕微鏡的な小さなものを含めると約75％にみられます。筋腫は健康な女性にもかなりの率で存在します。

有茎性粘膜下筋腫の筋腫分娩

注意！ 漿膜下と粘膜下筋腫には有茎性のものがあります。有茎性漿膜下筋腫は捻転して痛みを起こすことがあります。

注目！　筋腫分娩
有茎性粘膜下筋腫は茎が伸びて子宮口から脱出し、筋腫分娩を起こすことがあります。

筋腫の部位と症状

	粘膜下筋腫	筋層内筋腫	漿膜下筋腫
頻　度	5〜10%	約70%	10〜20%
場　所	子宮内膜直下に発生し、子宮腔内にむけて発育します。	子宮筋層内に発生・発育します。	子宮漿膜の直下に発生・発育します。
図	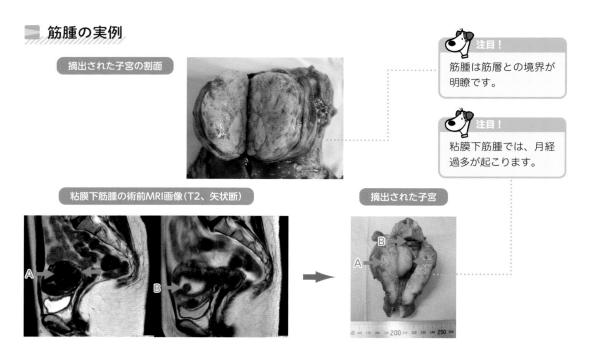筋腫分娩時に陣痛様疼痛があります。		まれですが、有茎性筋腫は茎捻転をきたすことがあります。
過多月経	◎	○ 大きなもの	△
月経困難	○	△	△
不妊症	◎	△	△
疼　痛	○	○	△
圧迫症状	△	○	○ 大きなもの
特　徴	• 小さくても症状が強い。 • 子宮鏡下手術が可能なこともあります。	• 多発しやすい。	• 無症状のことが多い。 • 卵巣腫瘍との鑑別が重要となるときがあります。

筋腫での過多月経や月経困難という症状は、筋腫が子宮内腔に近ければ近いほど、強くなります。

◎強くみられる　　○みられる　　△みられることがある

（日本産科婦人科学会編：産婦人科研修の必修知識2016-2018．日本産科婦人科学会，2016，536．より引用改変）

筋腫の実例

摘出された子宮の割面

注目！
筋腫は筋層との境界が明瞭です。

注目！
粘膜下筋腫では、月経過多が起こります。

粘膜下筋腫の術前MRI画像（T2、矢状断）

摘出された子宮

鑑別疾患

- 鑑別疾患には、子宮腺筋症、子宮肉腫、卵巣腫瘍などがあります。
- 大きな筋腫では約0.5%に悪性の子宮肉腫が含まれます。
- 子宮筋腫と子宮肉腫を見分けることは難しく、大きさや患者の年齢、大きくなるスピードで判断します。
- またさらに、筋腫と肉腫の中間の境界悪性というものもあります。悪性度不明の平滑筋腫瘍(STUMP；smooth muscle tumor of uncertain malignant potential)とよびます。

子宮平滑筋肉腫と子宮筋腫

- 子宮平滑筋肉腫は、平滑筋組織から発生する悪性腫瘍ですが、良性の子宮筋腫との鑑別が難しいです。
- 肉腫の頻度は子宮筋腫のある患者の1%以下と低いですが、年齢とともに増加し、肉腫罹患の平均年齢は50歳前後といわれています。

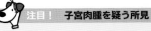

注目！　子宮肉腫を疑う所見
❶閉経後に増大する子宮筋腫様腫瘤
❷血液検査で血清LDH値上昇
❸MRI T1強調画像で高信号を示す（出血を意味します）など

| MRI：T1強調、矢状断 | MRI：T2強調、矢状断 | 開腹所見 | 摘出標本 |

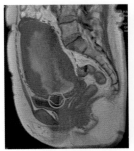
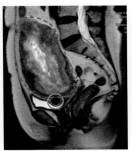
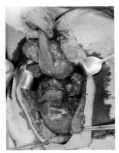
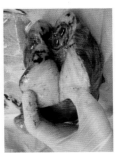

- - - 肉腫：T1画像で高信号(白)、底部で筋層が断裂しています。

○ 良性の筋腫：辺縁明瞭で、T1画像は高信号ではありません。

子宮底部で腫瘤が露出し、腸管・大網が癒着しています。

腫瘤内部に出血壊死を疑わせる所見があり、筋層との境界が不明瞭です。

よくあるギモン

"がん"と肉腫と癌はどう違うの？
基本は以下のような定義ですが、最近は厳格に使い分けないことが多くなってきています。本書では細かな分類の名称では癌を使っています。

- ひらがなで書く"がん"は「すべての悪性腫瘍の総称」です。"がん"に癌と肉腫が含まれます。
- 癌は皮膚や腸・子宮の粘膜といった「上皮性」の組織から発生する悪性腫瘍、肉腫は筋肉や骨といった「非上皮性」の組織から発生する悪性腫瘍を指します。

③ 子宮内膜症

子宮腔以外の臓器、つまり卵巣、子宮の表面の漿膜、腹膜、ダグラス窩（直腸子宮窩）などに、子宮内膜様の組織が発生・増殖することにより、疼痛、不妊の原因となります。月経血が腹腔内へ逆流し血液に含まれる子宮内膜があちらこちらに定着することが原因とされています。エストロゲン依存性であり、性成熟期（とくに20～40歳代）に好発します（約10%）。希少部位として、腸管、膀胱、胸膜などにも発生し、血便、血尿、気胸を起こすことがあります。

🐾 発生部位と症状

● 卵巣子宮内膜症性嚢胞（卵巣チョコレート嚢胞）や骨盤内の癒着が発生して痛みを起こします。
● 不妊症の原因となることがあります。そして時間の経過と共に卵巣チョコレート嚢胞の癌化が問題となります。

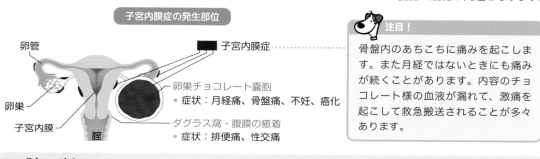

子宮内膜症の発生部位

卵管
卵巣
子宮内膜
腟
子宮内膜症
卵巣チョコレート嚢胞
・症状：月経痛、骨盤痛、不妊、癌化
ダグラス窩・腹膜の癒着
・症状：排便痛、性交痛

注目！
骨盤内のあちこちに痛みを起こします。また月経ではないときにも痛みが続くことがあります。内容のチョコレート様の血液が漏れて、激痛を起こして救急搬送されることが多々あります。

🐾 診　断

● それぞれの検査を総合して診断します。

注目！
ダグラス窩や腹膜の癒着は、直腸診での抵抗の触知や圧痛の有無で判断されます。

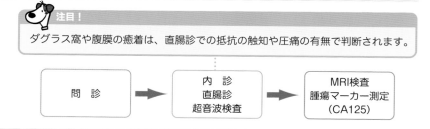

問　診　→　内　診／直腸診／超音波検査　→　MRI検査／腫瘍マーカー測定（CA125）

🐾 治　療

▰ 治療法の選択

● 卵巣チョコレート嚢胞の大きさ、症状、挙児希望の有無などにより、治療法を選択します。

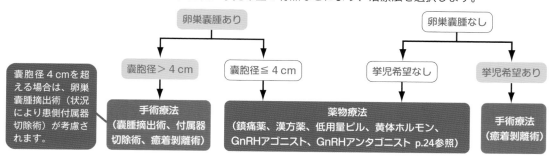

嚢胞径4cmを超える場合は、卵巣嚢腫摘出術（状況により患側付属器切除術）が考慮されます。

卵巣嚢腫あり
　嚢胞径 > 4cm → 手術療法（嚢腫摘出術、付属器切除術、癒着剥離術）
　嚢胞径 ≦ 4cm → 薬物療法（鎮痛薬、漢方薬、低用量ピル、黄体ホルモン、GnRHアゴニスト、GnRHアンタゴニスト p.24参照）

卵巣嚢腫なし
　挙児希望なし → 薬物療法
　挙児希望あり → 手術療法（癒着剥離術）

手術療法

- 卵巣嚢腫摘出、癒着剝離を行います（術式については、4章を参照）。

子宮内膜症の病期分類

- 病期分類はr-ASRM分類（ASRM：アメリカ生殖医学会）を用います[1]、[2]。
- 卵巣嚢腫・腹膜病巣の大きさが1cmまでか、1から3cmまでか、3cmを超えるか、卵巣嚢腫は片側か両側か、腹膜病巣は浅いところにあるか、深いところにあるか、卵巣と卵管の癒着が弱いか、強固かによって点数を付けて、合計点数からステージを4つに分けています。
- 症状、挙児希望などを考慮して、術後に薬物療法を行うことがあります。

r-ASRM分類

合計点数	ステージ
Total 1～5	Stage Ⅰ（微小）
Total 6～15	Stage Ⅱ（軽症）
Total 16～40	Stage Ⅲ（中等症）
Total 41～	Stage Ⅳ（重症）

根拠 術後のホルモン治療がなければ、約40%が再発します。ホルモン治療（ピル、あるいはジエノゲストを服用）を行えば、再発率が10分の1に減ります！

これも覚えておこう！

子宮内膜症と卵巣がん合併のリスク

- 卵巣チョコレート嚢胞の大きさと年齢：50歳以上、嚢胞径10cm以上では、卵巣がん（とくに明細胞癌）の合併率が上昇します。
- 嚢胞径4cmを超える場合は卵巣嚢腫摘出術（状況により患側付属器切除術）が考慮されます。

年齢別の卵巣がん合併数

年　齢	チョコレート嚢胞（人）	卵巣がん合併数	合併率（%）
20歳未満	46	0	0.00
20歳代	1,908	11	0.58
30歳代	3,450	45	1.30
40歳代	2,362	97	4.11
50歳代	415	91	21.93
60歳代	55	27	49.09
70歳代	27	11	40.74
合計（人）	8,263	282	3.41

日産婦生殖・内分泌委員会：エンドメトリオーシス研究会会員を対象としたアンケート調査による。　（文献3より引用）

嚢胞径と卵巣がん発生率

大きさ（cm）	チョコレート嚢胞（人）	卵巣がん合併数	合併率（%）
15以上	157	23	12.8
14	50	4	7.4
13	206	7	3.3
12	107	5	4.5
11	50	5	9.1
10	256	13	4.8
9	521	8	1.5
8	884	10	1.1
7	1,504	10	0.7
6	1,454	9	0.6
5	1,818	6	0.3
4	884	6	0.7
3以下	364	0	0.0

日産婦生殖・内分泌委員会：エンドメトリオーシス研究会会員を対象としたアンケート調査による。　（文献4より引用）

まめちしき　子宮や卵巣に病巣がない希少部位子宮内膜症

腸管、膀胱、尿管、胸膜、臍部などに発生し、血便、血尿、気胸、皮膚出血を起こすことがあります。
子宮や卵巣に病巣がなく、「子宮内膜症」が原因と診断するのに時間を要することもあるため、生検で内膜症を証明することが必要な場合が多いです。ホルモン治療が効果を示しますが、重症例では病巣切除などの手術が必要です。

④ 子宮腺筋症

子宮内膜に似た組織が子宮の筋層内に発生・増殖することにより、月経困難、過多月経が起こります。子宮内膜が剥がれて月経様の出血を起こすことから、子宮の筋層内のあちこちで微小な出血が起こり、痛みを引き起こします。エストロゲン依存性であり、性成熟期（30歳代後半）に好発します。閉経後は自然消退します。子宮腺筋症患者の6～20％に子宮内膜症が合併し、64％に子宮筋腫を合併します。

🐾 発生部位と症状

- 子宮体部の前壁、後壁、また前後壁両方の筋層内にできることがあります。
- 症状は、月経痛、過多月経、不妊です。また月経でないときにも腹痛が起こることがあります。

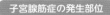

子宮腺筋症の発生部位

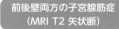

前後壁両方の子宮腺筋症
（MRI T2 矢状断）

左のMRIの子宮腺筋症の摘出標本

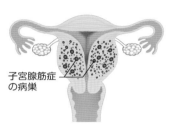

子宮腺筋症
の病巣

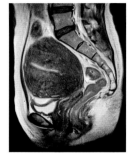

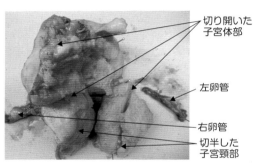

切り開いた
子宮体部

左卵管

右卵管

切半した
子宮頸部

🐾 診　断

- それぞれの検査を総合して診断します。

注目！

エコーでもMRIでも肥厚した子宮筋層が確認されます。

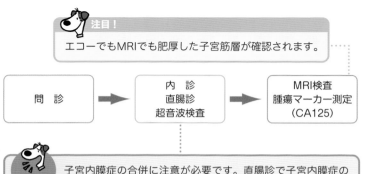

| 問　診 | → | 内　診 直腸診 超音波検査 | → | MRI検査 腫瘍マーカー測定 （CA125） |

注意！

子宮内膜症の合併に注意が必要です。直腸診で子宮内膜症の癒着などをチェックします。

これも覚えておこう！

子宮腺筋症の子宮筋腫との鑑別
子宮は増大して、子宮筋腫との鑑別が難しいことがあります。子宮筋腫は子宮の筋肉のタンコブのようなものですが、子宮腺筋症は子宮の筋肉が肥厚したような形です。以前は子宮内膜症が子宮筋層内に存在するものと考えられていましたが、現在は別の疾患とされています。

🐾 治 療

- 挙児希望の有無、症状などにより、治療法を選択します。

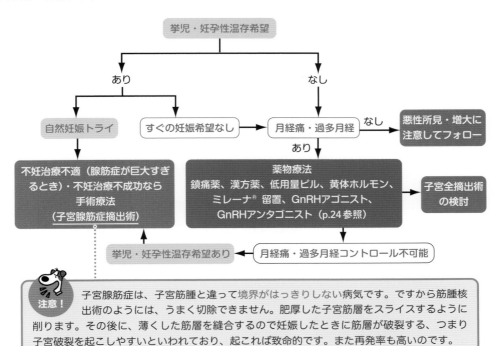

子宮腺筋症は、子宮筋腫と違って境界がはっきりしない病気です。ですから筋腫核出術のようには、うまく切除できません。肥厚した子宮筋層をスライスするように削ります。その後に、薄くした筋層を縫合するので妊娠したときに筋層が破裂する、つまり子宮破裂を起こしやすいといわれており、起これば致命的です。また再発率も高いのです。まだまだ議論の多い術式です。

⑤ 子宮頸がん

ヒトパピローマウイルス（HPV）が、性交渉により子宮頸部に感染することで引き起こされます（ウイルス性発がん）。がん検診で子宮頸がんによる死亡の90％を防ぐことができます。若年での発症が増加しており、社会的影響が大きいと思われます。手術療法と同時化学放射線療法（CCRT）が治療の主体です。

🐾 原　因

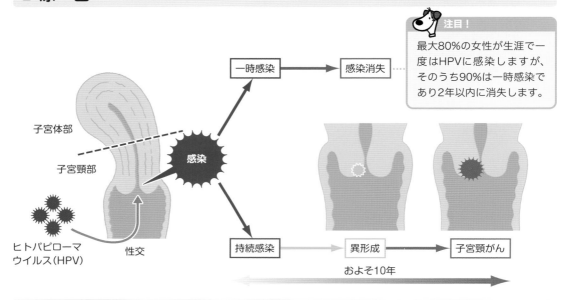

注目！
最大80％の女性が生涯で一度はHPVに感染しますが、そのうち90％は一時感染であり2年以内に消失します。

一時感染 → 感染消失

子宮体部
子宮頸部
ヒトパピローマウイルス（HPV）
性交
感染

持続感染 ⇢ 異形成 → 子宮頸がん
およそ10年

🐾 診　断

🔲 診断❶（子宮頸部細胞診）

- 性交渉歴のある20歳以上の女性は、年1回の「子宮頸部細胞診（子宮がん検診）」が強く推奨されます。
- 検診では、まず内診台で腟鏡診を行い、子宮頸部（子宮腟部）を確認します。専用のブラシを用いて子宮頸部の表面をこすり、細胞を採取します。ブラシに付着した細胞を、スライドグラスにすりつけてアルコール固定をします（塗抹細胞診）。またはブラシを専用の液体の中で撹拌させます（液状細胞診）。

 注目！　HPV検査
同様の手技で、子宮頸がんの原因となる高リスク型HPV（16型、18型など）を検出する方法もあります（HPV検査）。

 根拠　子宮がん検診を定期的に受けることで、子宮頸がんによる死亡の90％を防ぐことができます。

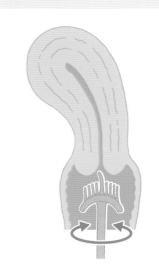

診断❷（コルポスコピーと生検）

● 肉眼でがんを疑う病変を認める場合や、細胞診やHPV検査の結果が正常といえない場合には、次の検査として「コルポスコピー（コルポ＝腟、スコピー＝顕微鏡検査）」を行います。
● 検査では経腟的に拡大鏡で子宮頸部を観察し、病変部を一部切除し（生検）、病理検査に提出します。

子宮頸部高度異形成（CIN3）

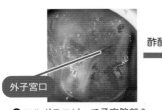

酢酸加工

❶ コルポスコピーで子宮腟部を観察。病変部は明らかでない。

❷ 酢酸で処理することにより、病変部が白色に変化する。

外子宮口

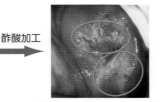

子宮頸がん

子宮頸部全体が、がんで侵されています。

予防（HPVワクチン）

● 小学校6年〜高校1年相当の女子に、公費助成で2価ワクチン（サーバリックス®、これはHPV16型と18型の予防）あるいは4価ワクチン（ガーダシル®、これはHPV16型・18型に加えて尖圭コンジローマ〈p.64参照〉の原因であるHPV6型と11型の予防）が投与されます。一時、副作用が心配されて中断していましたが、2022年4月から再開しました。
● 9価ワクチンであるシルガード9®（HPV6型・11型・16型・18型・31型・33型・45型・52型・58型の感染を防ぐ）の接種も可能ですが現時点では定期接種の対象ではありません。厚生労働省で定期接種の対象とするかについて検討中です。
● 3種類ともに3回の接種が必要です。男性への接種は、4価HPVワクチンのみが承認されています。

根拠 HPVワクチンは全世界の多くの国々で認可され、2020年3月の時点で90カ国以上において国の予防接種プログラムとして実施されています。HPVワクチンと子宮頸がん検診が最も成功している国の一つであるオーストラリアでは、2028年に世界に先駆けて新規の子宮頸がん患者はほぼいなくなるとのシミュレーションがなされました。世界全体でもHPVワクチンと検診を適切に組み合わせることで、今世紀中の子宮頸がんの排除が可能であるとのシミュレーションがなされています。

子宮頸部異形成（CIN）

● CINは、子宮頸部の上皮内にとどまった異常細胞がみられることです（前がん状態）。「ねらい生検」によって診断されます。
● 軽度異形成（CIN1）、中等度異形成（CIN2）、高度異形成（CIN3）に分類されます。
● 徐々に（年単位で）子宮頸がんに進行する可能性があるため、通常CIN3に対しては「子宮頸部円錐切除術」を行います。

円錐切除前

ルゴール液で染色すると病変部は染まらず白くなります。

円錐切除後

円錐切除術

切除標本

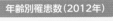

子宮頸がんの疫学

● 日本における「死亡数／罹患数」の推移
　1990年（1,875人／8,477人）
　2000年（2,393人／7,868人）　増加傾向
　2010年（2,664人／10,737人）
　2014年（2,902人／13,900人）

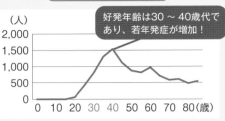

年齢別罹患数（2012年）

好発年齢は30〜40歳代であり、若年発症が増加！

● 扁平上皮癌75%、腺がん25%で、治療抵抗性である腺がんの割合が増加している。

● 若年女性のがん死亡の原因として、子宮頸がんの割合が高く、社会的影響が非常に大きい。（文献5を参考に作成）

🐾 病期分類（日本産科婦人科学会2020、国際産婦人科連合〈FIGO〉2018より作成）

▨ ⅠA期

● 病変が子宮頸部にとどまり、顕微鏡で確認できるもの。
● 肉眼で病変が確認できないもの。
● ⅠA1期：浸潤3mmまで
● ⅠA2期：浸潤3mm超え〜5mmまで

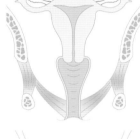

手術療法（4章参照）

● 円錐切除術
● 単純子宮全摘術
● 準広汎子宮全摘術

▨ ⅠB期

● 病変が子宮頸部にとどまり、浸潤の深さが5mmを超えるもの。
● IB1期：腫瘍の大きさ≦2cm
● IB2期：腫瘍の大きさ2cm超え〜4cm
● IB3期：腫瘍の大きさ＞4cm

手術療法

● 広汎子宮全摘術

放射線療法（5章参照）

● 放射線治療単独
● 同時化学放射線療法

▨ ⅡA期

● 腟の上部3分の2に浸潤があるもの、かつ子宮頸部の側方（子宮傍組織）に浸潤のないもの。
● ⅡA1期：腫瘍の大きさ≦4cm
● ⅡA2期：腫瘍の大きさ＞4cm

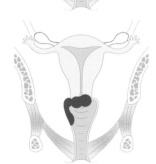

手術療法

● 広汎子宮全摘術

放射線療法

● 放射線治療単独
● 同時化学放射線療法

▨ ⅡB期

● 子宮の側方（子宮傍組織）に浸潤があるが、骨盤壁に達していないもの。

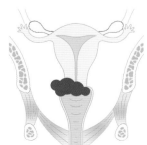

手術療法

● 広汎子宮全摘術

放射線療法

● 同時化学放射線療法

⬛ ⅢA期

● 腟の下部3分の1に浸潤があるが、子宮傍組織への広がりが骨盤壁に達していないもの。

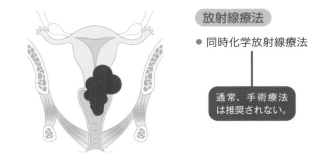

放射線療法

● 同時化学放射線療法

> 通常、手術療法は推奨されない。

⬛ ⅢB期

● 子宮傍組織浸潤が骨盤壁に達しているもの。または尿管を巻き込んで、尿管閉塞による水腎症・無機能腎になっているもの。

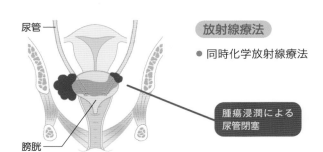

尿管

膀胱

放射線療法

● 同時化学放射線療法

> 腫瘍浸潤による尿管閉塞

⬛ ⅢC期

● 骨盤内リンパ節ならびに／あるいは傍大動脈リンパ節に転移が認められるもの。
● ⅢC1期：骨盤内リンパ節にのみ転移が認められるもの
● ⅢC2期：傍大動脈リンパ節に転移が認められるもの

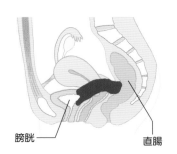

傍大動脈リンパ節

骨盤リンパ節

放射線療法

化学療法

手術療法

> 原発巣の進展度合に応じて治療法の選択を行う。

⬛ ⅣA期

● 膀胱粘膜や直腸粘膜への浸潤があるもの。

膀胱

直腸

放射線療法

● 同時化学放射線療法

⬛ ⅣB期

● 遠隔臓器（肝臓、肺など）に転移があるもの。

化学療法（5章参照）

子宮頸がんの5年生存率

病期		
	Ⅰ	92.4%
	Ⅱ	78.0%
	Ⅲ	58.6%
	Ⅳ	19.5%

（全国がん〈成人病〉センター協議会の生存率共同調査〈2016年2月集計〉による）

6 子宮体がん

子宮体部の「内膜」から発生する悪性腫瘍です。子宮内膜がんともいわれます。

症　状

- 約90％に不正性器出血や帯下の異常があります。進行例では腹部膨満感、下腹部痛を呈します。
- 約5％は無症状とされ、超音波検査における子宮内膜肥厚の所見から発見される場合もあります。

> **これも覚えておこう！**
>
> **リンチ（Lynch）症候群**
> 大腸がんをはじめとするがんの易罹患性症候群です。常染色体優性遺伝形式をとり、大腸がんや子宮内膜、卵巣、胃、小腸、肝胆道系、腎盂・尿管がんなどの発症リスクが高まる疾患です。Lynch症候群家系の女性の子宮体がん累積発生率（70歳まで）は28〜60％とされ、子宮体がん全体の2〜6％とされています。

リスク因子

- 類内膜癌分化度G1、G2（**次ページ参照**）はエストロゲン依存性を示し、50代後半の閉経後に多くみられます。長期間のエストロゲン曝露や多嚢胞性卵胞症候群、エストロゲン産生腫瘍、早発初経、遅い閉経、未産、肥満などがリスク因子となります。

> **注目！**
> ライフスタイルの変化（少子化、晩婚化、食事の欧米化など）により、子宮体がんは近年増加傾向です。

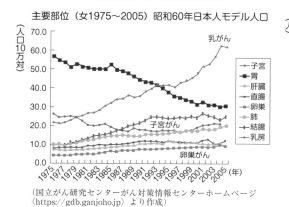

部位別がん年齢調整罹患率の推移

主要部位（女1975〜2005）昭和60年日本人モデル人口

（国立がん研究センターがん対策情報センターホームページ〈https://gdb.ganjoho.jp〉より作成）

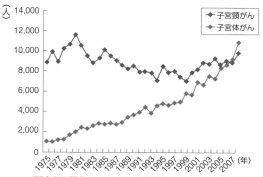

子宮頸がん、子宮体がん（Ⅰ〜Ⅳ期）罹患数

（国立がん研究センターがん対策情報センターホームページ〈https://gdb.ganjoho.jp〉より作成）

診　断

病理診断

- 子宮体がんは子宮内膜に発生するので、子宮内膜の細胞診と組織診が行われます。

❶ 子宮内膜細胞診

- 子宮内腔に次のような器具を挿入して子宮内膜を採取します。

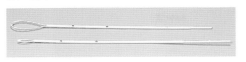

根拠 世界的には内膜の細胞診が行われることはまれです。その正確性に疑問が残されているためといわれています。

❷ 子宮内膜組織診

- 子宮内腔を掻爬し、子宮内膜を採取します。疼痛が強くなるので静脈麻酔下で行われることもあります。

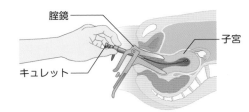

腟鏡
子宮
キュレット

🔖 組織型

- **子宮内膜異型増殖症**：いわゆる類内膜癌の前駆病変です。
- 類内膜癌（分化度G1、G2、G3）が約80％を占めます。
- ほかに漿液性癌、明細胞癌、粘液性癌などがあります。

注目！ 類内膜癌への進展や合併では、類内膜癌G1・ⅠA期に準じた手術や妊孕性温存療法（黄体ホルモン療法）が選択されます。

🔖 子宮鏡検査

- 症状や画像診断で子宮内膜の異常が疑わしい際に、子宮内膜の状態を把握するためや、がんの位置や性状を直接確認するため、内視鏡を腟から子宮腔に入れて観察します。
- 所見確認後に内膜掻爬による病理診断を行う場合が多いです。

注目！ ヒステロファイバースコープという細径の柔らかい内視鏡を使用します。

110°
110°

🔖 画像診断

❶ 経腟／経直腸超音波

- もっとも簡便な方法として、最初に施行します。

注意！ 閉経前では月経周期によって内膜の状態が変わるので、明らかな肥厚がないと疑われません。閉経後は厚さ5mm以上で子宮体がんを疑います。

子宮内膜の肥厚が子宮体がんを疑う所見

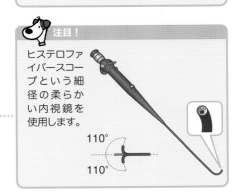

子宮頸部
子宮体部

❷ MRI

- 子宮体がんの筋層内への浸潤の程度や、骨盤内リンパ節の腫大の有無を確認するために施行します。

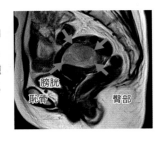

膀胱
恥骨
臀部

❸ CT

- 子宮体がん自体の状態を把握するのにはあまり用いられません。
- 遠隔転移やリンパ節腫大の有無を確認するために施行します。

❹ PET

- 悪性腫瘍や転移巣にFDGというグルコースの一種が集積することが知られています。術前にがんの広がりを確認するために施行します。

病　期

- 子宮体がんの病期は初回手術後に決定されます。
- 手術不能な症例は画像診断を参考にします。

進行期別の広がり方

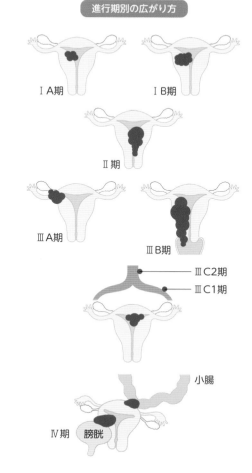

I A期　　　I B期

II期

III A期　　　III B期

III C2期
III C1期

小腸

IV期　膀胱

手術進行期分類（日本産科婦人科学会2011、国際産科婦人科連合〈FIGO〉2008より作成）

I期	子宮体部に限局するもの
I A期	子宮筋層2分の1未満のもの
I B期	子宮筋層2分の1以上のもの
II期	頸部間質に浸潤するが、子宮を越えていないもの（頸管腺浸潤のみはII期ではなくI期とする）
III期	子宮外に広がるが、小骨盤腔を越えていないもの、または所属リンパ節へ広がるもの
III A期	子宮漿膜ならびに／あるいは付属器を侵すもの
III B期	腟ならびに／あるいは子宮傍組織へ広がるもの
III C期	骨盤リンパ節ならびに／あるいは傍大動脈リンパ節転移あるもの
III C1期	骨盤リンパ節陽性のもの
III C2期	骨盤リンパ節への転移の有無にかかわらず、傍大動脈リンパ節陽性のもの
IV期	小骨盤腔を越えているか、明らかに膀胱ならびに／あるいは腸粘膜を侵すもの、ならびに／あるいは遠隔転移のあるもの
IV A期	膀胱ならびに／あるいは腸粘膜浸潤のあるもの
IV B期	腹腔内ならびに／あるいは鼠径リンパ節転移を含む遠隔転移のあるもの

治　療

妊孕性温存療法（MPA療法）

- 画像診断で進行期が I A期で、組織型が類内膜癌G1である患者が今後の妊娠を希望する場合には、妊孕性温存療法という選択肢があります。
- 子宮を摘出しないので、次のような条件をクリアした場合に行われます。
  ❶MRIで子宮筋層への浸潤がない。
  ❷類内膜癌G1（〜G2）
  ❸強い妊孕性温存の希望
  ❹患者の治療やリスクへの理解が十分であること。
- MPA（medroxyprogesterone acetate）療法は、黄体ホルモンを周期的に投与します。
- 6カ月続けてから、再度子宮内膜の搔爬組織診で効果の評価を行います。

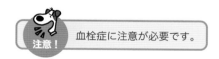

注意！　血栓症に注意が必要です。

■ 手 術

- 子宮体がんの治療は手術可能症例であれば、まず手術を行います（**術式については、4章を参照**）。
- **ⅠA期、類内膜癌G1と推定されるもの**：単純子宮全摘術、両側付属器切除術
- **ⅠB期以上**：単純子宮全摘術、両側付属器切除術を基本として、骨盤内リンパ節郭清、傍大動脈リンパ節郭清術が行われます。
- 骨盤内リンパ節・傍大動脈リンパ節郭清術の治療的意義は確立していませんが、病期をきちんと決めることができるという意義があります。

■ 摘出検体写真

- 子宮を前壁切開しています。
- 子宮内腔に充実する腫瘍を認めます。

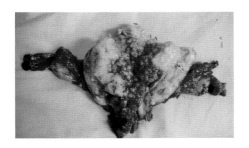

再発リスクを判定し、追加治療を行うかどうかを決めます。

子宮体がん術後再発リスク分類

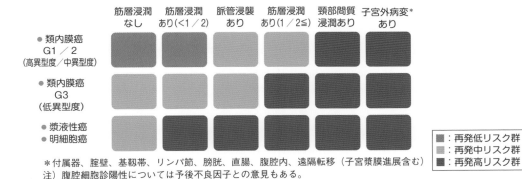

	筋層浸潤なし	筋層浸潤あり(<1／2)	脈管浸襲あり	筋層浸潤あり(1／2≦)	頸部間質浸潤あり	子宮外病変*あり
● 類内膜癌 G1／2 (高異型度／中異型度)						
● 類内膜癌 G3 (低異型度)						
● 漿液性癌 ● 明細胞癌						

■：再発低リスク群
■：再発中リスク群
■：再発高リスク群

＊付属器、腟壁、基靱帯、リンパ節、膀胱、直腸、腹腔内、遠隔転移（子宮漿膜進展含む）
注）腹腔細胞診陽性については予後不良因子との意見もある。

（日本婦人科腫瘍学会編．子宮体がん治療ガイドライン2018年版．金原出版，2018，51．より転載）

🐾 化学療法

- AP療法（アドリアマイシン、シスプラチン）がガイドライン上では推奨されていますが、日本国内ではTC療法（パクリタキセル、カルボプラチン）が行われることが多いです。

 注目！

上記化学療法後に増悪した切除不能な進行・再発の子宮体がんに、ペムブロリズマブ（キイトルーダ®）とレンバチニブ（レンビマ®）による治療が2021年12月に承認されました（**次ページ「これも覚えておこう！」参照**）

■ 放射線療法

- 術後ハイリスク例の追加治療として、またⅣ期や、腟断端などの再発症例に行われます。

MSI-High固形がんと免疫チェックポイント阻害薬を知っておこう

- MSIとは、マイクロサテライト不安定性（micro-satellite instability）の略で、私たちの細胞が分裂して複製されるときに、DNAの一部にとても不安定なマイクロサテライトというところがあって、DNA複製時にここでミスが生じやすいのです。ミスが起こったときにこれを修復するミスマッチ修復（MMR；mismatch repair）機能があるのですが、修復機能がダウンしている（MMR欠損）人がいます。

- MSI-High（Microsatellite Instability-High：高頻度マイクロサテライト不安定性）を持つがんは、多くの遺伝子変異を持つという特徴があります。このようながんはMSI-High固形がんとよばれ、婦人科だけでなく外科系がんも存在します。しかし、頻度は子宮体がんが最も高いとされています。

- 免疫チェックポイント阻害薬ペムブロリズマブ（キイトルーダ®）はPD-1に対するヒト化モノクローナル抗体で、MSI-High固形がんに効くと認められました。

- がんを攻撃するT細胞の表面にはPD-1という受容体があり、がんはこの受容体にくっつくPD-L1やPD-L2というリガンドという鍵のようなものを持っていて、くっつくとT細胞は活動しなくなってがん細胞が増殖します。MSI-High固形がんでは遺伝子変異が多く腫瘍特異抗原（ネオアンチゲン）の発現が高いので、T細胞の介入が多いのです。ペムブロリズマブはPD-1に結合することにより、がん細胞のPD-L1およびPD-L2との結合を阻害することで、T細胞が再活性化してがん細胞に働きかけるとされています。

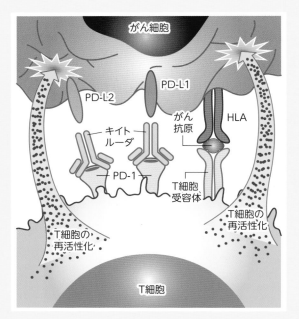

注目！（PD-1）

PD-1は、京都大学特別教授の本庶 佑先生が発見し、2018年に新たな治療薬の開発などに貢献したことで「ノーベル生理学・医学賞」に選ばれました。

⑦ 子宮肉腫

子宮体部の"筋層"から発生する悪性腫瘍です。子宮体(内膜)がんは、子宮内膜という上皮から発生する"癌腫"の仲間ですが、子宮肉腫は上皮ではなく筋肉からできる"肉腫"に分類されます。子宮体部悪性腫瘍の6％程度でまれな腫瘍ですが、子宮筋腫や子宮腺筋症と間違われやすい腫瘍です。

🐾 種類と特徴

● 子宮肉腫は子宮内膜間質肉腫、子宮平滑筋肉腫、子宮癌肉腫の3つを覚えておきましょう。このうち子宮癌肉腫は癌腫が混じっているので子宮体がんに準じて取り扱われます。肺転移のような遠隔転移を起こしやすく、予後は不良です。

 注目！

子宮内膜間質肉腫は低悪性度と高悪性度に分けられていましたが、近年高悪性度のものは未分化子宮内膜肉腫という名称に変更されました。

MRI画像と摘出検体写真

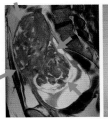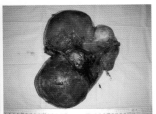

子宮内膜間質肉腫

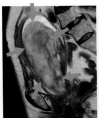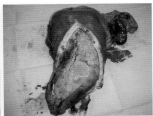

子宮平滑筋肉腫

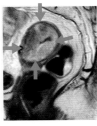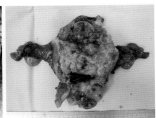

子宮癌肉腫

子宮肉腫の特徴

	子宮内膜間質肉腫	子宮平滑筋肉腫	子宮癌肉腫
好発年齢	40歳代後半	50歳前後	60歳代
リンパ節転移	しやすい	あまりない	しやすい
エストロゲン	関与する	関与しない	関与する
治療	子宮全摘術、両側付属器切除術		子宮体がんに準じる
リンパ節郭清	あり	なし	あり
予後	高悪性度のものは予後不良	不良	

🐾 治療

● 肉腫の多くは抗がん剤への感受性は低いのですが、これまでドセタキセル(タキソテール®)とゲムシタビン(ジェムザール®)の併用が行われてきました。

 注目！

近年、治療困難な肉腫に対するsecond line(2番目に使用する薬剤)以降の治療選択肢としてパゾパニブ(ヴォトリエント®)、トラベクテジン(ヨンデリス®)、エリブリン(ハラヴェン®)の3剤が相次いて承認されました。これからの評価が待たれています。

⑧ 卵巣腫瘍

正常な卵巣は親指大くらいの大きさです。さまざまな腫瘍が発生する臓器です。

🐾 分 類

- 卵巣のどこから発生するかで表層上皮性・間質性腫瘍、性索間質性腫瘍、胚細胞腫瘍の3群に大きく分類されます。そして病理学的にそれぞれが、良性、悪性、境界悪性に分類されます。

卵巣腫瘍の分類と卵巣の構造

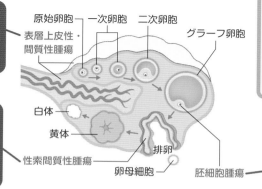

卵巣の表面を覆う上皮・間質から発生します。もっとも多くみられます（50%）。

胎生期の性索・性索間質に由来する細胞（卵胞の顆粒膜細胞、莢膜細胞など）から発生します（8%）。

卵胞内の生殖細胞から発生します（30～40%）。

これも覚えておこう！

類腫瘍病変
腫瘍性ではなく卵巣が腫大する場合もあります。例えば、内膜症性嚢胞、卵巣封入嚢胞（inclusion cyst）、卵巣卵管膿瘍です。

卵巣腫瘍の臨床病理学的分類

	良性腫瘍	低悪性度腫瘍（境界悪性腫瘍）	悪性腫瘍
表層上皮性・間質性腫瘍	漿液性腺腫、粘液性腺腫、類内腺腫、明細胞腺腫、線維腺腫（上記の各型）、漿液性表在性乳頭腫、ブレンナー腫瘍	漿液性境界悪性腫瘍、粘液性境界悪性腫瘍、類内膜境界悪性腫瘍、明細胞境界悪性腫瘍、境界悪性腺線維腫（上記の各型）、漿液性表在性境界悪性腫瘍、境界悪性ブレンナー腫瘍	漿液性癌、粘液性癌、類内膜癌、明細胞癌、腺癌線維腫（上記の各型）、癌肉腫、腺肉腫、未分化卵巣肉腫、悪性ブレンナー腫瘍、移行上皮癌、未分化癌
性索間質性腫瘍	莢膜細胞腫、線維腫、硬化性間質性腫瘍、セルトリ・間質細胞腫瘍（高分化型）、ライディッヒ細胞腫、輪状細管を伴う性索腫瘍	顆粒膜細胞腫、セルトリ・間質細胞腫瘍（中分化型）、ステロイド細胞腫瘍（ライディッヒ細胞腫、間質黄体腫を除く）、ギナンドロブラストーマ	線維肉腫、セルトリ・間質細胞腫瘍（低分化型）
胚細胞腫瘍	成熟嚢胞性奇形腫（皮様嚢腫）、成熟充実性奇形腫、卵巣甲状腺腫	未熟奇形腫（G1、G2）、カルチノイド	未分化胚細胞腫、卵黄嚢腫瘍、胎芽性癌、絨毛癌、未熟奇形腫（G3）、悪性転化を伴う成熟嚢胞性奇形腫
その他	腺腫様腫瘍	性腺芽腫（純粋型）	小細胞癌、大細胞神経内分泌癌、肝様癌

← 良性　　　境界悪性　　　悪性 →

卵巣から発生する腫瘍は多種多様で、境界悪性の腫瘍も多い。

（文献6より引用）

■ よく遭遇する卵巣良性腫瘍

漿液性腺腫（serous cystadenoma）　単房性が多いです。

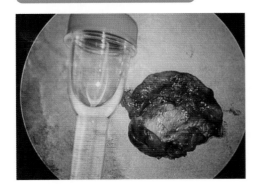

粘液性腺腫（mucinous cystadenoma）　多房性が多いです。

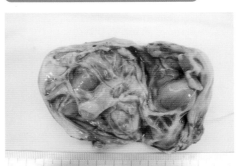

線維腫（fibroma）　子宮筋腫に似た硬い腫瘍です。

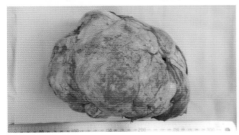 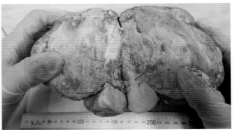

成熟嚢胞性奇形腫（mature cystic teratoma）　左は毛髪、右は脂肪です。

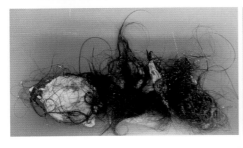 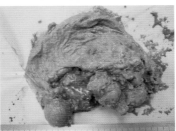

卵巣内膜症性嚢胞（endometriotic cyst）　黒いのは古い出血です。

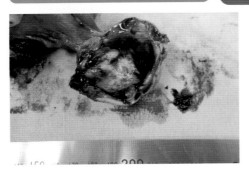

😺 症　状

🟦 卵巣が大きくなっただけでは無症状

- 正常卵巣の大きさは母指頭大とされています。そこに腫瘍などができて大きくなったとしても、痛みなどはありません。
- 多くの患者は、子宮頸がん検診のついでに受けた経腟エコー検査で、あるいは他疾患の検索目的で受けたCT検査で、偶発的に病気がみつかっています。

注意！　かなり大きくなって腹壁や腸管を圧迫するようになって、やっとわずかな腹部膨満感を生じます。

🟦 すごく痛む茎捻転

- 卵巣はもともとお腹の中でぶら下がっていて可動性の良い臓器です。良性の卵巣腫瘍は周りとの癒着が生じにくい一方で、大きくなると重みが増して卵巣を栄養している血管がねじれる茎捻転を起こすリスクがあります。
- このこともあって、良性の腫瘍を疑う場合でも腫瘍が鶏の卵大くらいから手術をすることが勧められます。
- 腫瘍周囲に癒着を伴いやすい卵巣内膜症性嚢胞や卵巣がんでは捻転は起こしにくいといえます。内膜症性嚢胞では内容のチョコレート様の血液が漏れて痛みを起こします（p.28参照）。

注目！

ねじれると、七転八倒の痛みや吐き気を伴うことも多く、ねじれた側に偏在する痛みを生じます。ねじれかけて、また戻るといったことを繰り返しているときには痛みが出たり治ったりすることもあります。まれに卵管水腫や正常卵巣がねじれることもあります。

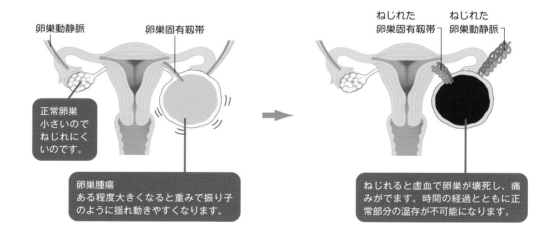

卵巣動静脈　　卵巣固有靭帯

正常卵巣
小さいので
ねじれにくいのです。

卵巣腫瘍
ある程度大きくなると重みで振り子のように揺れ動きやすくなります。

ねじれた卵巣固有靭帯　　ねじれた卵巣動静脈

ねじれると虚血で卵巣が壊死し、痛みがでます。時間の経過とともに正常部分の温存が不可能になります。

😺 診　断

🟦 病気でないときにも卵巣が腫れるケース

- 人間ドックや他疾患検索時の画像検査で卵巣が腫れていると指摘される場合がありますが、すべてが卵巣腫瘍というわけではありません。

根拠　未閉経女性は排卵後に黄体嚢胞という嚢胞ができる場合があり、それが4cmほどになる場合があります。これは生理的な変化なので、次の周期までに自然に縮小します。鑑別には、複数回のチェックが必要です。

卵巣腫瘍の術前診断は不可能？

- 卵巣は完全に腹腔内に存在する臓器なので、術前に組織を採取する病理診断は不可能です。そのため、画像検査の特徴から、組織型を推定することになります。
- 悪性腫瘍は一般に、充実性成分がある、多房性、壁が厚いなどの所見が特徴といわれています。良性腫瘍の特徴はこの反対です。

注目！ 充実性成分がある良性腫瘍

ただし、例外もあります。代表的な卵巣良性腫瘍の成熟嚢胞性奇形腫は充実性成分を認めますが、脂肪成分を含むことが特徴なので、MRIの脂肪抑制という条件で撮影した画像により診断可能です。
線維腫も充実性腫瘍ですが良性腫瘍です。比較的コロンとした形なのが特徴です。

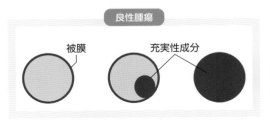

良性腫瘍

被膜　　充実性成分

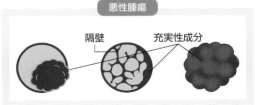

悪性腫瘍

隔壁　　充実性成分

これも覚えておこう！

妊孕性を温存する場合の診断
卵巣は完全に腹腔内に存在する臓器であるため、術前に組織の一部を採取して病理検査をすることは不可能です。そのため、術前診断はエコー所見やMRI、場合によってはPET-CTなどを参考にして行うしかありません。これは、妊孕性（妊娠する能力）の温存を希望する若年患者に対応するときにはとくに問題になります。術前診断がつきにくいときには、術中に組織の一部を迅速組織診断に提出することで、術中に術式を決定する場合があります（ただし、この正診率は約70%です）。

治療

- 治療は手術が基本です。妊娠可能年齢の良性卵巣腫瘍は、基本的に正常部分を温存する腫瘍核出術を行います。

まめちしき 部分切除後の卵巣の不思議な現象

卵巣腫瘍を大福餅にたとえて、正常の卵巣部分がお餅、餡の部分を腫瘍と考えてください。正常部分は引き伸ばされてぺらぺらになっています。悪い部分を取り除くと正常部分は皮状に残ります。止血を兼ねて球状に縫合することが多いのですが、皮状のまま残してもまた球状に戻ります。不思議ですね。

よくあるギモン

卵巣は2つあるから1つとっても大丈夫？
卵巣は左右に1つずつある臓器なので、基本的には片方をとっても妊娠・出産には支障がないとされています。また女性は一生かけても使いきれないくらいの卵を持って生まれてくるといわれています。しかし、身体機能に差があるように卵巣予備能にも個人差があります。度重なる再発によって、腫瘍核出術を繰り返した場合には、卵巣への虚血や電気メスなどによる熱損傷などのダメージが原因で、手術をきっかけに閉経状態になってしまうこともあります。良性腫瘍の手術ではできるだけ正常部分を温存するようにしますが、手術回数はできるだけ少ないほうがよいのは間違いありません。

⑨ 卵巣がん・卵管がん・腹膜がん

近年、卵巣・卵管・腹膜の腫瘍は、臨床的にも病理学的にもひとつにまとめて取り扱われるようになってきました。

🐾 分　類

- 悪性の卵巣腫瘍（卵巣がん）も良性と同様に、由来する細胞によって3つに分類されます（表層上皮性・間質性、性索間質性、胚細胞性）。
- 多くの種類の卵巣がんは表層上皮性・間質性であり、卵巣の表面に発生します。
- 卵巣は腹膜に包まれていない臓器です。卵巣に腫瘍ができたこと自体では卵巣の機能は損なわれず、痛みもありません。初めは太った、便秘でお腹が張っているのかもなど、自己判断して受診が遅れることが多くみられます。

注目！

病気がわかった時点で進行していることが多いのが、卵巣がんの特徴です。

これも覚えておこう！

卵巣がん、卵管がん、原発性腹膜がんの10〜15％は遺伝性腫瘍
近年、表層上皮性卵巣がん、卵管がん、原発性腹膜がんの10〜15％は遺伝性腫瘍である遺伝性乳癌卵巣癌症候群（HBOC；hereditary breast and ovarian cancer syndrome）であることがわかってきました。*BRCA1*と*BRCA2*という遺伝子の変異が原因で、常染色体優性遺伝です。若年で乳がんを発症しやすく、卵巣がん、腹膜がんにもなりやすいのです。そして兄弟姉妹や子孫についても検討が必要で、男性乳がん、前立腺がんといった病気の発症にも注意が必要です。

■ よく遭遇する卵巣がん

漿液性癌(serous carcinoma)	明細胞癌(clear cell carcinoma)	未分化胚細胞腫瘍(dysgerminoma)

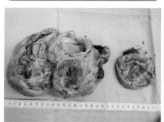 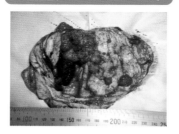 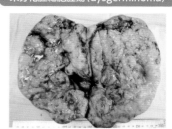

転移性卵巣がん (metastatic ovarian carcinoma)	未熟奇形腫 (immature teratoma)

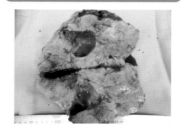 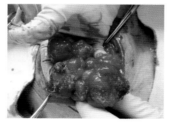

🐾 進行期の分類

● がんの広がりについての分類です。進行期に合わせて治療を選択します。

卵巣がん・卵管がん・腹膜がんの進行期分類（日本産科婦人科学会2014、国際産婦人科連合〈FIGO〉2014より作成）

Ⅰ期：卵巣あるいは卵管内限局発育	
ⅠA期	腫瘍が一側の卵巣（被膜破綻がない）あるいは卵管に限局し、被膜表面への浸潤が認められないもの。腹水または洗浄液の細胞診にて悪性細胞の認められないもの
ⅠB期	腫瘍が両側の卵巣（被膜破綻がない）あるいは卵管に限局し、被膜表面への浸潤が認められないもの。腹水または洗浄液の細胞診にて悪性細胞の認められないもの
ⅠC期	腫瘍が一側または両側の卵巣あるいは卵管に限局するが、以下のいずれかが認められるもの
ⅠC1期	手術操作による被膜破綻
ⅠC2期	自然被膜破綻あるいは被膜表面への浸潤
ⅠC3期	腹水または腹腔洗浄細胞診に悪性細胞が認められるもの
Ⅱ期：腫瘍が一側または両側の卵巣あるいは卵管に存在し、さらに骨盤内（小骨盤腔）への進展を認めるもの、あるいは原発性腹膜がん	
ⅡA期	進展ならびに／あるいは転移が子宮ならびに／あるいは卵管ならびに／あるいは卵巣に及ぶもの
ⅡB期	他の骨盤部腹腔内臓器に進展するもの
Ⅲ期：腫瘍が一側または両側の卵巣あるいは卵管に存在し、あるいは原発性腹膜がんで、細胞学的あるいは組織学的に確認された骨盤外の腹膜播種ならびに／あるいは後腹膜リンパ節転移を認めるもの	
ⅢA1期	後腹膜リンパ節転移陽性のみを認めるもの（細胞学的あるいは組織学的に確認）
ⅢA1（ⅰ）期	転移巣最大径10mm以下
ⅢA1（ⅱ）期	転移巣最大径10mmを超える
ⅢA2期	後腹膜リンパ節転移の有無にかかわらず、骨盤外に顕微鏡的播種を認めるもの
ⅢB期	後腹膜リンパ節転移の有無にかかわらず、最大径2cm以下の腹腔内播種を認めるもの
ⅢC期	後腹膜リンパ節転移の有無にかかわらず、最大径2cmを超える腹腔内播種を認めるもの（実質転移を伴わない肝臓および脾臓の被膜への進展を含む）
Ⅳ期：腹膜播種を除く遠隔転移	
ⅣA期	胸水中に悪性細胞を認める
ⅣB期	実質転移ならびに腹腔外臓器（鼠径リンパ節ならびに腹腔外リンパ節を含む）に転移を認めるもの

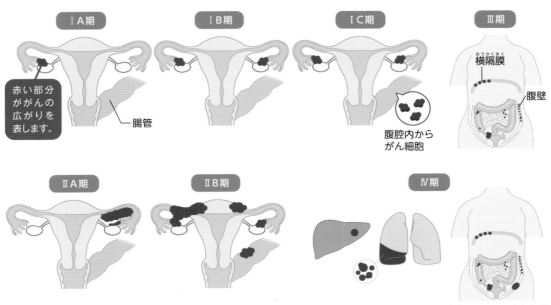

（日本産科婦人科学会・日本病理学会編. 卵巣腫瘍・卵管癌・腹膜癌取扱い規約 病理編. 金原出版, 東京, 2016, 8. より作成）

♔ 治 療

■ 卵巣がんの治療（p.130も参照）

- さまざまな組織型が存在する卵巣がんですが、治療の基本は手術と抗がん剤です。
- 手術は、表層上皮性腫瘍には「単純子宮全摘術＋両側付属器切除術＋大網部分切除術＋所属リンパ節郭清（骨盤内リンパ節および傍大動脈リンパ節）」が基本ですが、状況に応じて手術内容は変わります。基本的に表層上皮性卵巣がんでは残存腫瘍を減らすことが予後を改善します。まず最初にできるだけ多くの腫瘍を摘出する手術のことを初回腫瘍縮小手術（PDS；primary debulking surgery）といいます。
- がんの広がりによっては、最初に試験開腹術あるいは最近は審査腹腔鏡手術（がん組織の一部を採取し、がんの広がりを実際に見て確認する手術）のみを行い、わかった組織型に合わせて術前化学療法（NAC；neoadjuvant chemotherapy）を施行し、その後に根治的な手術を行うこともあります。抗がん剤によってある程度病変を縮小させてから手術を行うことを第二次腫瘍縮小手術（SDS；secondely debulking surgery）といいます。

 注目！　相同組換え修復欠損（HRD）

最近卵巣がんでは手術の摘出腫瘍から、相同組換え修復欠損（HRD；homologous recombinant deficiency）というものを調べるようになりました。私たちの細胞のDNAは日常的に紫外線や化学物質によってダメージを受けており、正常な細胞ではDNAを修復するシステムが働きますが、がん細胞ではこうした修復システムの一部がうまく働かない状態があり、このひとつが相同組換え修復欠損HRDです。HRDがあるかどうかは腫瘍組織の遺伝学的検査で調べることが可能で、この検査にmyChoice診断システムというものがあります。HRDが陽性であれば、PARP阻害薬という種類に属するオラパリブ（リムパーザ®）という薬の効果が高いことが予想されます。このように治療の前に薬剤の有効性をあらかじめ検査することを、コンパニオン診断と言います。また腫瘍組織のBRCA1／2遺伝子も同時に検査されますので、遺伝性乳癌卵巣癌症候群HBOCについても相談の対象となります。HRD陰性の場合はPARP阻害薬のニラパリブ（ゼジューラ®）が使用できるようになりました。

 まめちしき　遺伝性乳癌卵巣癌症候群（HBOC）

- 遺伝性乳癌卵巣癌症候群（HBOC）は、生まれつき乳がん、卵巣がんなどを発症しやすい体質を持つ症候群です。BRCA1遺伝子およびBRCA2遺伝子に病的バリアント（変異）を持っていて、乳がん、卵巣がん、前立腺がん、膵臓がんなどのリスクが上昇します。日本人の卵巣がんのうち約14.7％がBRCA遺伝子の病的バリアントを持つという研究結果（CHARLOTTE study）を受けて、卵巣がん患者ではBRCA遺伝学的検査が保険適用となったため、多くの検査が行われるようになり、治療方針の決定や患者本人および血縁者の健康管理に利用されるようになりました。

- 卵巣がん罹患リスクは一般集団で1～2％であるのに対して、BRCA1病的バリアント保持者で39～63％、BRCA2病的バリアント保持者で16.7～27％とされています。

- 一般集団の1／400～1／500人がBRCA1／2病的バリアントを保持しているといわれています。決して珍しい疾患ではありません。BRCA遺伝子は常染色体優性遺伝ですので、子どもには2分の1の確率で遺伝します。今後、卵巣がん患者の血縁者が検査を受けることで、がん未発症のHBOCの人が多数見つかってくると予想されます。しかし、卵巣がんの早期発見や予防に有用な薬剤や検査はなく、病気が発症する前に卵巣卵管を切除するリスク低減卵管卵巣摘出術（RRSO；risk reducing salpingo-oopholectomy）しか予後を改善させないとされています。挙児希望のないHBOCの人についてはがん発症前の乳房・卵巣卵管に対する予防的手術〔リスク低減乳房摘出術（RRM；risk reducing mastectomy）、リスク低減卵管卵巣摘出術（RRSO）〕が遺伝カウンセリング外来で検討されます。現在、乳がんまたは卵巣がんの既発症者については BRCA1／2 遺伝学的検査および遺伝カウンセリング、予防的切除手術が保険診療として実施可能になりましたが、未発症保因者については自費診療での対応のままです。

これも覚えておこう！

基本的な抗がん剤治療のメニュー
- 抗がん剤治療のメニューは、基本的にはTC（パクリタキセル〈タキソール®〉とカルボプラチン）療法あるいはDC（ドセタキセル〈タキソテール®〉とカルボプラチン）療法が使われます。そして新しい治療薬として、がん細胞の特定の分子に働く分子標的薬ベバシズマブ（アバスチン®）の効果が認められ、上記のTC療法に付け加えて投薬しています。卵巣表面に発生し、進行した状態で発見されることの多い漿液性癌でも、抗がん剤が一時的にはよく効きます。
- 粘液性癌と明細胞癌では抗がん剤の効果が弱く、手術による摘出の重要性がより高くなります。
- 胚細胞性腫瘍は、進行していたとしても抗がん剤が非常によく効くことが知られているため、メインの腫瘍だけ切除して抗がん剤治療（ブレオマイシン、エトポシド、シスプラチンのBEP療法）を行うという、妊孕性温存を考慮した治療も考えられます。

卵巣境界悪性腫瘍の治療

- 手術での完全摘出を基本に考えます。増殖するのがゆっくりである境界悪性腫瘍は、基本的には抗がん剤は効果がありません。
- 妊娠を希望する場合には、片方の付属器切除と大網切除のみを行って妊孕性（妊娠する力）を温存することができます。

よくあるギモン

境界悪性腫瘍って何？
卵巣腫瘍は白（良性）と黒（悪性）がきっぱり分かれるイメージではなく、灰色の腫瘍もあると考えてください。灰色が境界悪性腫瘍ですが、大きな分類ではがんに属します。顕微鏡的な診断では腫瘍細胞は異型といわれるがん細胞の特徴をもちますが、浸潤（間質へ浸み込む状態）傾向は認めないものをいい、基本的には局所（卵巣や腹腔内）で再発し、他臓器への転移を認めません。術後の管理はがんに準じて5年後をめどに再発の有無を経過観察しますが、がんよりも再発率は低いです。

卵巣がんが進行した場合の症状・治療（末期）

❶**がん性腹水**：腫瘍細胞から腹水が多量に産生されて、腹水貯留によって仰臥位で眠れない状態、腹水で腹圧が上がることで下肢浮腫が起こります。

❷**腸閉塞**：腹腔内に散らばった播種病変が、消化管の通過性を阻害して腸閉塞症状がでます。

❸**腎後性腎不全**：播種病変が尿管を圧迫すると起こります。

❹**静脈血栓症**：進行卵巣がんでは凝固異常がみられることがしばしばあります。突然脳梗塞を発症したり、深部静脈血栓症を発症したりします（Trousseau症候群）。

それぞれの病状における治療

がん性腹水	・腹水穿刺：1回の穿刺腹水が3,000mL以上になることもあります。 ・腹水濾過濃縮再静注法（CART；Cell-free Concentrated Ascites Reinfusion Therapy）：滅菌バッグ内に穿刺回収した腹水を濃縮し、栄養分を含んだ液を患者に点滴で戻す治療です。腹水排液による蛋白喪失を予防できます。
腸閉塞	・胃管留置やイレウスチューブ留置での保存的治療に反応しない場合には、人工肛門造設術を行います。
腎後性腎不全	・尿管ステント留置が困難な場合には、腎ろうを作製する場合があります。
静脈血栓症	・内服や注射で抗凝固薬を使用します。

予 防

内膜症から発がんする？

- 子宮内膜症の経過観察中に囊胞内に充実性成分が確認されて見つかったり、卵巣がんの手術中に腫瘍の周囲や対側の卵巣に内膜症性病巣が認められることがあります。
- 卵巣内膜症性（チョコレート）囊胞からの発がんは、変性血液に含まれる鉄の酸化作用が原因として疑われています。とくに、40歳以上、5cm以上の囊胞で注意が必要とされています。

 注目！

ただし、内膜症性囊胞を摘出することが、がんの予防になるとのはっきりとした研究結果はまだありません。

- 内膜症から発生する組織型のがんとしては、明細胞癌や類内膜癌が多いとされています。

ピルで卵巣がんが予防できる？

- 避妊目的で用いられてきた低用量ピルは近年、月経に伴う症状を軽くすることで月経困難症の治療薬や、子宮内膜症の症状緩和に用いられるようになり、使用している患者が増えました。

根拠 2年間ピルを内服することで、統計学的に卵巣がんの発生リスクが減少するといわれています。

卵巣がんと親戚のようながん

- 高異型度漿液性卵巣がんと類似した疾患として、卵管がんと腹膜がんがあります。ガイドラインでは高異型度漿液性癌は卵巣・卵管・腹膜がんとして臨床的にも病理学的にもひとまとめに取り扱われています。

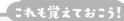 **これも覚えておこう！**

卵管原発のがんの可能性
卵管がんの大部分は高異型度漿液性癌です。卵管がんは女性生殖器に発生するがんのうち約1%を占めるまれながんと考えられていました。しかし、近年の研究によって従来卵巣原発の高異型度漿液性癌とされてきた症例のうち少なくとも約半数は卵管原発と考えられるようになりました。腹膜がんもほとんど高異型度漿液性癌ですが、これらの中にも実際には卵管原発のものが含まれている可能性があるといわれています。

卵管がん

- 卵管から生じるがんで、女性性器悪性腫瘍の1%前後で発生するといわれていましたが、進行例では卵巣がんとして診断されているケースも多くあり、過小評価されている可能性が高いとされています。
- 組織型は漿液性癌が60〜80%、類内膜癌、移行上皮癌が10〜20%とされています。
- 一般的には卵巣がんと同様の進展様式をとりますが、より悪性で後腹膜リンパ節や遠隔転移の頻度が高いとされています。治療は卵巣がんに準じて行います。

 注目！ 卵管采からの発がん

最近、卵管の先端の卵管采から発がんすることがあると指摘されています。良性疾患で手術する際に、妊孕性温存を考えなくてもよい場合は、卵管は切除したほうがよいという意見が多くなっています（**p.93参照**）。

腹膜がん

- 腹膜から生じたがんで、腹腔内に腫瘍があっても卵巣や卵管に原発となるような病変がない場合に腹膜がんと診断されます。したがって、手術標本を病理学的に検索して、卵巣や卵管に異常がない場合に、腹膜がんと診断されます。進行期分類や治療は卵巣がん・卵管がんと同様に行います。

⑩ 卵巣出血

急性腹症をきたす疾患として、異所性妊娠、卵巣腫瘍茎捻転、骨盤腹膜炎とともに代表的な婦人科救急疾患です。

🐾 原因と症状

原 因

- 簡単にいうと、排卵時の卵巣からの出血が多い状態です。
- 排卵時に断裂した血管からの出血（卵胞出血）が貯留した後、腹腔内へ出血したものが多いとされています。
- 発生機序からみて、卵巣出血は黄体期にもっともよく起こるといわれています。
- 性交がきっかけになることが多いとされ、これは性交により子宮動脈・腟動脈・卵巣動脈の血流が増加し、黄体の血管が破綻するためと考えられています。
- 右卵巣に多いです。これは解剖学的に左卵巣の血管は直腸とS状結腸がクッションになるため、破綻が起こりにくいからと考えられています。
- IVF-ET（体外受精-胚移植）などの不妊治療時の採卵によるものや、悪性腫瘍の卵巣転移が原因となることもあります。

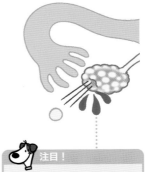

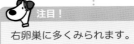
注目！
右卵巣に多くみられます。

症 状

- 卵胞出血が自然に止血すれば、いわゆる「排卵痛」で終わりますが、出血が続くと急性の下腹部痛をきたします。腹痛の程度はさまざまです。

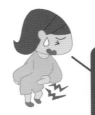
発症年齢は生殖年齢全般にわたり、とくには好発年齢を認めず、妊娠・出産の回数による有意差もありません。

注目！
出血量が多くなれば、下腹部痛以外に上腹部痛、腹膜刺激症状、悪心、嘔吐、下痢などの消化器症状も呈することがあります。

🐾 診断と治療

診 断

- 超音波検査やダグラス窩穿刺、問診や基礎体温による月経期の推定、画像検査が診断の助けとなります。

注意！
診断では、妊娠反応により、異所性妊娠を除外することも重要です。

治 療

- 出血量はほとんどが500mL以下であり、安静加療により軽快します。
- バイタルサイン不良の大量出血の場合は、まれに緊急手術の適応となることがあります。
- 治療後の妊娠・出産に影響はないとされています。

⑪ 骨盤臓器脱（POP<ruby>ポップ</ruby>）

骨盤臓器脱（POP；pelvic organ prolapse）は骨盤支持組織のゆるみによって発症します。

🐾 原因と症状

原　因

- 閉経による女性ホルモンの低下や、妊娠・分娩による骨盤支持組織の破綻によって起こります。しかし、根本的な原因はわかっていません。

症　状

- 子宮下垂感、下腹部不快感、外陰部腫瘤感、性器出血、帯下異常
- 膀胱瘤などを合併する場合は、尿失禁、尿閉

> **これも覚えておこう！**
>
> **ウロギネコロジー**
> POPは、泌尿器科にも関連し、ウロギネコロジー（ウロ〈Urology；泌尿器科〉とギネ〈Gynecology；婦人科〉が合わさった造語で、泌尿器科と産婦人科の境界領域にある病気に関する診療という意味）として、泌尿器科と産婦人科のいずれの科でも対応するようになってきています。

🐾 診断と治療

診　断

- 視診・内診で子宮や腟の下垂もしくは腟入口部からの脱出を確認します。

分　類

- 以下のように分類されます。実際にはこれらがある程度合併することが多いです。
  - ❶ 膀胱瘤：腟の前壁がたわみ、その裏にある膀胱が腟とともに膨らんで下がります。
  - ❷ 直腸瘤：腟の後壁がたわみ、その裏にある直腸が腟とともに膨らんで下がります。
  - ❸ 腟断端脱：子宮摘出後の腟の断端が脱出します。
  - ❹ 子宮脱：腟全体と子宮が下がる／外に脱出します。

骨盤臓器脱の解剖

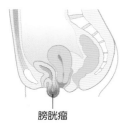
膀胱瘤

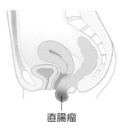
直腸瘤

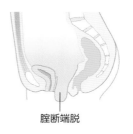
腟断端脱

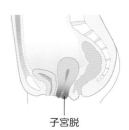
子宮脱

子宮脱

最下垂部位によるPOP-Q stage分類

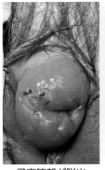

子宮腟部が脱出
（POPステージⅢ相当）

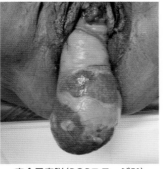

完全子宮脱（POPステージⅣ）
完全に腟が裏返り、脱出した腟内に
子宮が含まれます。腟壁は炎症のた
め、びらんを形成しています。

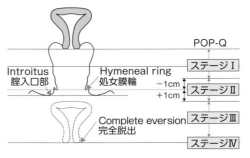

POP-Q

Introitus 腟入口部
Hymeneal ring 処女膜輪
Complete eversion 完全脱出

ステージⅠ
−1cm
ステージⅡ
+1cm
ステージⅢ
ステージⅣ

（Mattison, ME. et al. Can urethral mobility be assessed using the pelvic/organ prolapse quantification system? An analysis of the correlation between point Aa and Q-tip angle in varying stages of prolapse. Urology. 68, 2006, 1005-8. より改変）
（日本排尿機能学会・日本泌尿器科学会. "診断"女性下部尿路症状診療ガイドライン. 第2版. 東京, リッチ・ヒルメディカル, 2019, 113. より改変）

よくあるギモン

POP-Qってどんな評価方法？
専門的に骨盤臓器脱はPOP-Q（Quantification）という評価方法で表しますが、簡単にまとめると、下がってきている先端が、腟入口部から−1cmまでがステージⅠ、−1から＋1cmがステージⅡ、＋1cm以上がステージⅢ、腟が完全に裏返って脱出してそこに膀胱、子宮、直腸も含まれる状態がステージⅣです。

治療

保存的治療	骨盤底筋体操	・これだけで改善することはほぼありませんが、進行を防ぎます。
	ペッサリー（ウォーレス・リング）	・腟内にさまざまな大きさのリング型のペッサリーを挿入し（フィットするサイズを見つけるために数回サイズを変更することがあります）、子宮をはじめとした臓器を挙上させます（単にリングともよびます）。腟出口でこのリングが引っかかり、子宮などの脱出を防止します。 ・数カ月に一度の診察、洗浄でフォローします。あるいは患者自身で着脱する場合には、看護師の指導を受けることもあります。 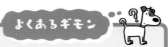 子宮 直腸 ペッサリー 肛門 膀胱 尿道 腟
	エストロゲン製剤投与	・ペッサリーによる腟壁びらんの治療のほか、腟壁の強度を上げる効果もあります。
手術療法	子宮脱根治術	・経腟的に子宮を摘出し、前後の腟壁と骨盤底筋群、会陰を縫縮します。
	メッシュ手術	・骨盤底組織や尿道などの臓器の下にメッシュを入れて挙上します。
	腟閉鎖術	・前後の腟壁の中央部を縫合閉鎖します。
	仙骨腟固定術	・2016年4月から腹腔鏡で、2020年4月からはロボットでの固定が保険適用になりました。

⑫ 異所性妊娠

全妊娠の1〜2%程度の頻度で発症し、緊急対応が必要な疾患です。

🐾 分　類

- 着床部位により卵管妊娠、間質部妊娠、頸管妊娠、卵巣妊娠、腹腔妊娠に分類されます。
- 異所性妊娠では、卵管妊娠がもっとも多いですが、自然妊娠と不妊治療(高度生殖医療)によるART妊娠では頻度に差があります。

注目！
まれに子宮内外同時妊娠という状態もあります。

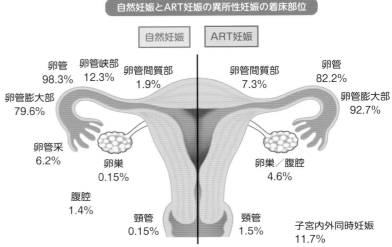

自然妊娠とART妊娠の異所性妊娠の着床部位

| 自然妊娠 | ART妊娠 |

- 卵管 98.3%
- 卵管峡部 12.3%
- 卵管間質部 1.9%
- 卵管間質部 7.3%
- 卵管 82.2%
- 卵管膨大部 79.6%
- 卵管膨大部 92.7%
- 卵管采 6.2%
- 卵巣 0.15%
- 卵巣／腹腔 4.6%
- 腹腔 1.4%
- 頸管 0.15%
- 頸管 1.5%
- 子宮内外同時妊娠 11.7%

（文献7より引用）

🐾 症　状

- 無月経に続く下腹部痛や性器出血がみられます。

注意！ 無症状のときもあります。

注目！
妊娠した卵管が破裂したり、あるいは卵管采から流産となって腹腔内に出血したりする場合に症状が出現します。

🐾 診　断

- 子宮以外の場所に妊娠していることを証明するのは意外に難しいです(妊娠初期で、胎嚢が微小なため)。
- 多くの場合は、妊娠検査薬、血中または尿中ヒト絨毛性ゴナドトロピン(hCG)値で妊娠していることが証明されるにもかかわらず、超音波検査やMRI検査で子宮内に妊娠を確認できないことで診断します。

診断がつくまで、安全のために入院が継続されることもあります。

注目！
一般的にhCG値が1,000〜2,000IU／L以上になると胎嚢が子宮内に確認できるはずです。しかし、まれですがhCG値がそれ以上でも子宮内に胎嚢を確認できない正常妊娠もあるのです。

注意！ 進行すると、胎嚢が確認されないまま、出血して血腫が出現したり、多量の腹腔内出血が起こったりします。

超音波検査

子宮内には胎嚢を確認できない

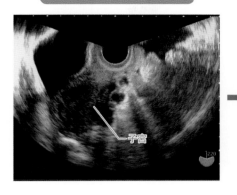

子宮

付属器領域に胎嚢を確認

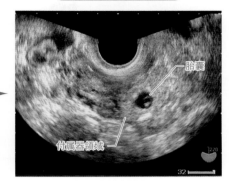

胎嚢

付属器領域

MRI検査

子宮頸管妊娠（T2、矢状断像）

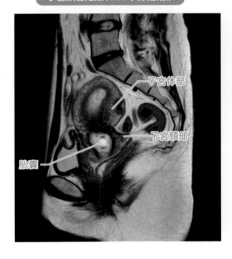

子宮体部

子宮頸部

胎嚢

帝王切開瘢痕部妊娠（T2、矢状断像）

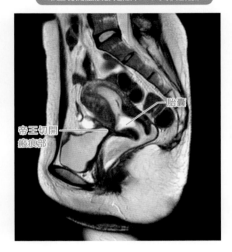

胎嚢

帝王切開
瘢痕部

治 療

手術療法（開腹、腹腔鏡下）

- 卵管妊娠であれば卵管切除術、または卵管切開術（卵管を開いて妊娠部位のみ取り除きます。ただし、再発することもあります）。そのほかの妊娠部位であれば、基本的には異所性妊娠部位の摘出を行います。
- 症状のある異所性妊娠を疑う患者が来院したら、バイタルサインの測定、症状の確認と、いつでもルートを確保（2本必要なこともあります）できるように準備をしましょう。

注意！ 異所性妊娠は破裂すると急激に出血が増加し、高度貧血、ショックバイタルとなるため、慎重で迅速な対応が必要です。

腹腔鏡下手術での術中所見

上腹部の出血

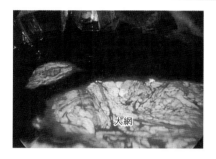

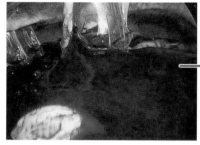

上腹部にまで出血が達していて、血液であふれています。

大網

骨盤内の出血

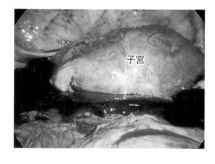

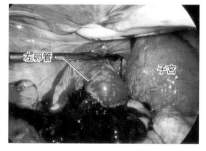

子宮

左卵管　子宮

薬物療法

- 表の条件を満たせば、メトトレキサート（MTX）を全身投与（筋注）することで、手術を回避できることがあります。

注意！ MTX投与症例では、1〜2カ月以上のフォロー期間が必要です。

卵管妊娠における薬物療法の選択基準

全身状態	良好で自覚症状に乏しい
破裂の有無	未破裂
血中hCG	<3,000〜5,000IU／L
腫瘤径	<3〜4cm
胎 芽	＋／−

（文献8より一部改変）

⑬ 性器の炎症

🐾 炎症の部位での分類

1 外陰炎

● 腟炎が起こり、その帯下（性器から出る分泌物）が外陰に出てきて外陰炎を起こすことが多いです。

● 非感染性のものでは、ナプキンや下着による接触性皮膚炎が代表的です。

● 症状：外陰部発赤、そう痒感

● 治療：腟炎が原因の場合は、腟炎の治療を行います。接触性のものには局所の清潔を保ったり、ナプキンの種類を変えたり、通気性の良い下着を使用したりして改善をはかります。

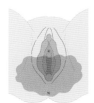

2 腟　炎

● 細菌性、真菌性、原虫性（トリコモナス原虫）、萎縮性（老人性ともいう。女性ホルモン低下で起こる）があります。

● 症状：外陰部発赤、そう痒感、帯下増加

帯下は、真菌ではチーズ様、原虫では泡沫様

● 治療：抗菌薬、抗真菌薬、原虫治療薬などによる加療。

3 細菌性腟症（BV；bacterial vaginosis）

● 腟内の乳酸桿菌が減少し、種々の好気性菌や嫌気性菌が異常増殖した病的状態です。

● 症状：約半数は無症状ですが、帯下増加、下腹痛、不正出血が3大症状です。

● 治療：メトロニダゾールによる加療。

> 🐕 注目！
>
> 細菌叢の乱れによって繁殖した雑菌が上行して子宮頸管を通過すると子宮内膜炎、さらに上行すると卵管炎・骨盤腹膜炎などが起こります。妊婦では早産の原因となります。

性器の炎症の特徴

	細菌性腟炎	真菌性（カンジダ）腟炎	トリコモナス腟炎	萎縮性（老人性）腟炎	細菌性腟症
原　因	細菌	カンジダ	トリコモナス原虫	女性ホルモン低下	細菌叢の乱れ
帯　下	黄色、漿液性	白色、酒粕〜チーズ様	黄〜緑、泡沫状	白〜黄、腟壁に小出血斑散在	白〜灰、漿液性
アミン臭（10%苛性カリ液添加）			しばしばあり		あり
治　療	抗菌薬：クロラムフェニコール（クロマイ®腟錠）	抗真菌薬：オキシコナゾール（オキナゾール®腟錠）、クロトリマゾール（エンペシド®腟錠）、イソコナゾール（フレディー®腟錠）	メトロニダゾール（フラジール®腟錠・内服薬、アネメトロ®注）	ホルモン製剤（エストリール®腟錠）	メトロニダゾール

バルトリン腺炎（バルトリン腺嚢胞）

- 腟の入口部後方の左右にあるバルトリン腺の開口部が、炎症により閉塞をきたし、嚢胞になったものです。

注目！
炎症が進行すると膨隆し、母指頭大から胡桃大(くるみ)の有痛性の腫瘤を触れるようになります。自潰(じかい)、再発を繰り返す例が多いです。

バルトリン腺嚢胞

- **症状**：外陰部違和感、腫瘤感、感染を伴うと発熱・腫脹・疼痛
- **治療**：抗菌薬による加療、穿刺、手術（切開術、造袋術、摘出術）

これも覚えておこう！

骨盤内炎症性疾患（PID；pelvic inflammatory disease）
子宮頸管から内側（頭側）の生殖器の感染症、具体的には子宮内膜炎、子宮留膿腫、付属器炎、卵管卵巣膿瘍、骨盤腹膜炎などを含む疾患の総称で、いわゆる上行性感染です。主要な原因微生物として、性感染症であるクラミジアや淋菌、大腸菌・ブドウ球菌、連鎖球菌など好気性菌のほか、バクテロイデス・ペプトストレプトコッカスなどの嫌気性菌が挙げられ、これら好気性菌および嫌気性菌の複数菌感染症であることが多いです。

以下に、子宮、付属器の炎症疾患を記載します。

5 子宮内膜炎、子宮頸管炎

- 流産や人工妊娠中絶の処置、子宮内避妊具挿入、子宮内膜搔爬、子宮卵管造影などの処置による上行性感染や、胎盤や卵膜の遺残、放射線治療が原因となります。

- **症状**：子宮内膜炎は、下腹部痛や発熱を伴うことがあります。
- **治療**：抗菌薬による加療

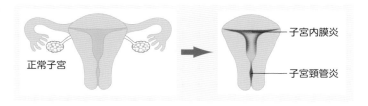

正常子宮　　子宮内膜炎　子宮頸管炎

6 子宮留膿腫

- 子宮内膜炎が高度になって、子宮の中に膿汁がたまった状態です。

注意！
高齢による子宮頸部萎縮や子宮頸がんによる頸管狭窄で、閉鎖空間となった子宮内に感染が起こり、膿汁が貯留します。子宮内避妊具（IUD）の長期留置でも感染することがあります。

膿汁

子宮留膿腫

- **症状**：下腹部痛や発熱を伴うことがあります。
- **治療**：抗菌薬による加療、排膿ドレナージ処置

7 子宮付属器炎（卵管留水腫・卵管留膿腫・卵管卵巣膿瘍）

● 性交、流産処置、子宮内避妊具挿入、卵管造影などの処置による上行性感染や、腸管から腸管内細菌が粘膜バリアーを通過して体内に移行することが原因となります。
● 子宮付属器炎は卵巣・卵管に炎症が起こったものです。
● 子宮付属器炎のうち、卵管に炎症が起こって滲出液が貯留したものを留水腫、さらに卵管に強い感染が起こって膿汁が貯留したものを留膿腫とよびます。

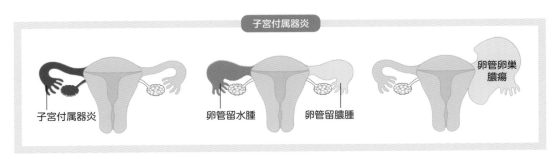

子宮付属器炎

子宮付属器炎　　　卵管留水腫　　卵管留膿腫　　卵管卵巣膿瘍

 注目！

もっとも高度になると卵管と卵巣が一体化するような巨大な卵管卵巣膿瘍となり、周囲の腸管や子宮との相当な癒着が生じて、手術はかなり困難なものとなります。完全な摘出ができず、ドレナージで治癒を待つこともあります。

● **症状**：下腹部痛、発熱
● **治療**：抗菌薬による加療、手術（卵管切除術、付属器切除術、ドレナージ術）

8 骨盤腹膜炎

● 子宮内膜炎や子宮付属器炎に引き続いて、卵管采から腹膜に炎症が及んで腹膜炎となります。
● 卵管卵巣膿瘍でも骨盤腹膜炎を併発します。

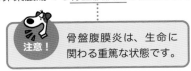 注意！　骨盤腹膜炎は、生命に関わる重篤な状態です。

● **症状**：下腹部痛、発熱、腹膜刺激症状
● **治療**：抗菌薬による加療、手術（子宮や付属器切除、ドレナージ術）

⑭ 性感染症

性感染症（STD／STI；sexually transmitted disease／infection）とは、性交（オーラルセックスを含む）による皮膚または粘膜の接触により感染する疾患の総称です。

🐾 問診と予防

問　診

- 性感染症はまず「性感染を疑う」ことをしないと診断に至らず、検査など（分泌物などの採取）をせずに診察を終えてしまう可能性があります。年齢を問わず、まず疑うことが重要です。問診の必要性を十分に説明したうえで、以下の項目について問診することが必要です。
  - ❶ パートナーが誰か、多数か（パートナーの検査と治療が不可欠であるため）
  - ❷ 性交渉はいつあったか（潜伏期間や起因菌の推定のため）
  - ❸ 職業（性風俗産業従事者〈CSW；commercial sex worker〉であるかどうか）

> **まめちしき　混合感染とピンポン感染**
>
> 性感染症は、次ページの表に示すように多数あり、混合感染しているケースが多々あります。性感染症は、性的パートナーとの間の感染（ピンポン感染）についても考慮する必要があります。患者の治療が終了しても、パートナーが未治療であれば、再感染する危険性が残ります。

予　防

- STD／STIは、性風俗産業従事者（CSW）との性的接触により拡大する恐れがあり、治療とともにCSWとの関係を絶つように十分に教育する必要があります。
- コンドームの使用は性感染症の予防に重要ですが、外性器や皮膚から梅毒やヘルペスウイルス、ヒトパピローマウイルスなどが感染することについても啓蒙しましょう。

これも覚えておこう！

最近の性感染症の感染傾向
最近、増えているのは、オーラルセックス（口腔性交）による感染拡大です。淋菌やクラミジアによる口腔咽頭感染は臨床症状に乏しいうえ、扁桃や咽頭の発赤・腫脹などが認められない場合が多いので見逃されやすいのです。最大の感染源は性風俗産業従事者（CSW）のオーラルサービスで、CSWの口腔咽頭の淋菌の検出率は、性器より高いといわれています。

種　類

- 性感染症には多数の種類がありますが、主なものを次ページの表に示し、表中の赤字の疾患については詳細を後述します（p.61〜64参照）。
- HIV感染症は毎年1,500名程度の新規患者が報告されています。
- 梅毒はいったんは減少していましたが、この数年で報告数が増加しています。

性感染症の分類と疾患

分 類	疾 患	病原体	読 み
細 菌	梅毒	*Treponema pallidum*	トレポネーマ・パリダム
	軟性下疳	*Haemophilus ducreyi*	ヘモフィルス・デュクレイ
	淋菌感染症	*Neisseria gonorrhoeae*	ナイセリア・ゴノレア
クラミジア	クラミジア感染症	*Chlamydia trachomatis*	クラミジア・トラコマティス
ウイルス	性器ヘルペス感染症	Herpes simplex virus（HSV）	単純ヘルペスウイルス
	尖圭コンジローマ	Human papilloma virus（HPV）	ヒトパピローマウイルス
	B型肝炎	Hepatitis B virus（HBV）	B型肝炎ウイルス
	伝染性単核球症	Epstein-Barr virus	エプスタイン-バーウイルス
	HIV感染症	Human immunodeficiency virus（HIV）	ヒト免疫不全ウイルス
原 虫	腟トリコモナス症	*Trichomonas vaginalis*	トリコモナス・バギナリス
寄生虫	ケジラミ症	*Phthirus pubis*	フチルス・ピュビス

主な性感染症

1 梅 毒

● 性交渉により経皮的・経粘膜的に感染した後、トレポネーマ・パリダムは侵入部位で増殖し、その後リンパ行性・血行性に全身に散らばって全身性慢性感染症へ移行します。

❶症 状

梅毒の臨床症状

第1潜伏期	● 感染の最初の約3週間は第1潜伏期で、無症状です。
第1期顕症梅毒	● 局所に硬い丘疹を生じ、徐々に中央がびらん潰瘍化します（硬性下疳）。 ● 治療を行わなくてもいったん病変が消退し、第2潜伏期に移行します。
第2期顕症梅毒	● 適切な治療が行われない場合、感染3カ月ほどでバラ疹や丘疹性梅毒疹、全身のリンパ節腫脹などが起こります。 ● 体幹の皮疹から梅毒と診断するのは困難で、治療を行わなくても病変が消退し、潜伏梅毒（無症候性梅毒）に移行します。 丘疹
第3期顕症梅毒	● さらに適切な治療が行われない場合、感染3年ほどで四肢、体幹、顔面に小豆大から鶏卵大の結節を生じ、拡大して潰瘍化したり、病変が皮下組織で深い潰瘍になったりすることもあります（ゴム腫）。 ● これらの病変も、治療を行わなくても自然消退します。
第4期	● さらに適切な治療が行われない場合、感染から10年ほどで大動脈瘤や神経麻痺を引き起こします。

注意！ 神経梅毒
トレポネーマ・パリダムが中枢神経系を侵して発症しますが、病期によらず発症する可能性があります。

❷ 検　査

● 表面がびらん潰瘍化した病変からは、直接トレポネーマ・パリダムを検出することは可能ですが、培養は不可能です。一般的には、血液検査によって診断します。

❸ 治　療

● 日本性感染症学会のガイドラインでは、ペニシリン系であるアモキシシリン（サワシリン®）の数週間内服などが推奨されています。

● トレポネーマ・パリダム抗原に対する抗体は終生存在するため、治療を行っても陰性化しません。

注意！ **診断確定後の届け出**
梅毒の診断が確定した場合、陳旧性梅毒とみなされるもの以外は、7日以内に都道府県知事に全数届け出ることが義務づけられています。

これも覚えておこう！

母子感染
梅毒に感染した母親から胎盤を経由して胎児に感染した場合、死産または早産となることがあります。出産できた場合でも生後数週あるいは学童期・思春期になって内臓、歯、皮膚、中枢神経などにさまざまな病変をきたすことがあります。妊娠中に梅毒と診断されれば、抗菌薬による加療が必要であり、児も出生時に血液検査を行い、陽性の場合は抗菌薬による加療が必要です。

2　淋菌感染症

❶ 症　状

● 潜伏期は数日間です。膿性帯下の増加や排尿時痛がみられます。
● 骨盤内まで感染が及べば、発熱や下腹部痛を伴います。

❷ 検　査

● 子宮頸管内を擦過して分泌物を採取します（咽頭感染が疑われる場合、咽頭から擦過検体を採取します）。最近RNA診断法として、同一の検体から単独感染の検出や混合感染が検出できる検査が開発され、一般に用いられています。

❸ 治　療

● 日本性感染症学会のガイドラインでは、セフトリアキソン（ロセフィン®）などが推奨されています。
● レボフロキサシン（クラビット®）などは耐性菌が多数存在することが報告されており、推奨されません。

3　クラミジア感染症

❶ 症　状

● 潜伏期は2〜3週間。漿液性帯下の増加や排尿時痛が症状ですが、これらの自覚症状は軽度です。
● 骨盤内まで感染が及ぶと下腹部痛を伴います。

❷ 検　査

● 淋菌感染症の検査と同じ方法です。

❸ 治　療

● 日本性感染症学会のガイドラインでは、アジスロマイシン（ジスロマック®）などが推奨されています（**アジスロマイシンについては、6章参照**）。

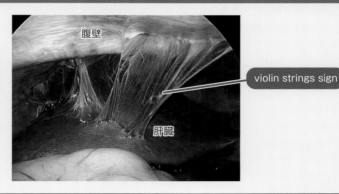

まめちしき　肝周囲炎

- 報告者の名前をとってフィッツ・ヒュー・カーティス(Fitz-Hugh Curtis)症候群とよばれます。これは、クラミジアや淋菌による性感染症が腹腔内に進展して、肝被膜や横隔膜に炎症を引き起こし、写真のように肝臓表面にバイオリンの弦のような癒着(violin strings sign)を生じます。
- 右季肋部痛を生じます。

腹壁

violin strings sign

肝臓

4　性器ヘルペス感染症

- 性交渉により経皮的・経粘膜的に感染します。
- 口唇ヘルペスは単純ヘルペスウイルスの1型が多いですが、性器ヘルペスでは2型が多く、初感染後に知覚神経節に潜伏感染して、免疫低下により再活性化を繰り返します。

❶症　状
- 潜伏期は3〜7日間です。外陰部痛や、外陰部水疱・潰瘍性病変がみられます。
- 外陰部痛は排尿困難や歩行困難をきたすほどの痛みです。

❷検　査
- 外陰部の病変を擦過して分泌物を採取し、ポリメラーゼ連鎖反応(PCR)法で診断します。
- 簡単な検出キットが販売されています。

❸治　療
- アシクロビル(ゾビラックス®)やバラシクロビル(バルトレックス®)などの点滴、内服、外用を行います。

性器ヘルペス感染症による
外陰部病変

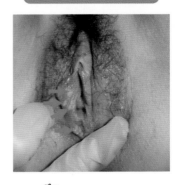

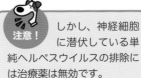

注意！　しかし、神経細胞に潜伏している単純ヘルペスウイルスの排除には治療薬は無効です。

これも覚えておこう！

性器ヘルペス感染時の分娩様式
- 初感染型：分娩時に外陰部病変を認めなくても発症より1カ月未満の場合は選択的帝王切開が勧められ、発症より1カ月以上の場合は経腟分娩が可能とされています。
- 再発型：発症より1週間未満の場合に選択的帝王切開とし、発症より1週間以上の場合は経腟分娩が可能とされています。

5 尖圭コンジローマ

- 主にヒトパピローマウイルスの6型や11型(子宮頸がんに関してリスクの低い型)の感染によって起こります。

❶症　状
- 潜伏期は3週間〜8カ月間です。外陰部そう痒感が症状です。
- 尖圭は先がとがっているという意味で、外陰部、腟部、肛門周囲などに乳頭状やカリフラワー状の無痛性の腫瘤を認めます。

❷検　査
- 視診・触診以外では、生検を行って顕微鏡による病理組織検査で診断します。

❸治　療
- 外科的治療(冷凍処置、焼灼切除、レーザー蒸散)に加え、薬物療法としてイミキモド・クリーム剤(ベセルナ®クリーム5%)の外用を行います。

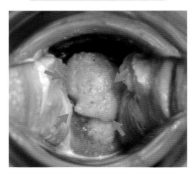

子宮腟部に乳頭状に発育するコンジローマ

(北島百合子ほか. 何がわかる？ どう使う？
画像でみる産科学：尖圭コンジローマ合併妊娠.
ペリネイタルケア. 32(5), 2013, 418.
より転載)

6 腟トリコモナス症

- 腟トリコモナス原虫の寄生によって起こる腟炎です。

❶症　状
- 潜伏期は5日間〜1カ月間です。
- 外陰部そう痒感や悪臭のある泡沫状帯下の増加がみられます。

❷検　査
- 分泌物を採取し、顕微鏡で見ることにより、運動する原虫が観察できます。

❸治　療
- メトロニダゾール(フラジール®)の内服や腟錠を挿入します。

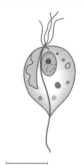

トリコモナス原虫

10μm

⑮ 更年期障害

閉経前後における女性ホルモン（エストロゲン）の低下・失調・欠落による多種多様な心身症状で、日常生活に支障をきたす病態をいいます。「更年期は閉経前後5年の10年間」「閉経は連続して12カ月以上の無月経」と定義されます。同様の症状は手術による卵巣摘出（一部や全部）、抗がん剤（乳がん治療薬）や放射線照射のほか、若年者でも無月経となる病態に起こることがあります。

🐾 症　状

- 多種多様な症状で主訴が次々変わる、つまり不定愁訴が逍遙する（あちらこちらに変わる）ことが多いほか、ささいな症状に執着するケースもあります。

更年期障害の症状

血管運動神経症状	火照り、冷えのぼせ、ホットフラッシュ、異常発汗、動悸、めまいなど
精神神経症状	情緒不安定、イライラ、抑うつ、不安、不眠、易疲労感など
その他	肩こり、頭痛や頭重感、乾燥や痒み、頻尿など

注目！
毎月のPMS（premenstrual syndrome：月経前症候群）、あるいはPMDD（premenstrual dysphoric disorder：月経前不快気分障害、**p.23参照**）でもよく似た症状がみられ、対症療法は共通します。

🐾 検査・診断

📏 ホルモン値の変動

- 閉経は12カ月以上の無月経とされますが、更年期の診断は難しいです。
- 閉経の血液検査の参考値は、血中エストロゲンE_2（エストラジオール）20pg／mL以下の低下、かつ性腺刺激ホルモン（FSH）の40mIU／mL以上の上昇とされます。

📏 器質的疾患の除外や合併症の診断

- 一般内科的採血スクリーニング、たとえば甲状腺ホルモンの過剰や低下の症状は更年期に似ているので除外する必要があります。
- うつ病や悪性腫瘍などの除外や、骨密度の評価を行います（既に低下があればエストロゲンを補充します）。

これも覚えておこう！

子宮全摘後の更年期障害の症例

- 更年期前期で48歳。婦人科に入院し筋腫で子宮全摘出術、卵巣は両側温存であった。入院が休暇になったと初めは喜んでいたが不調となり、退院後も抑うつや不安・倦怠感などで社会復帰できず、エストロゲン補充を行ってみたが効果が不十分。実は夫婦で自営の小料理店を経営しており、調理も担当していた。子どもたちが小さいころから、夜中の閉店後に帰宅し、早朝5時からのお弁当作り、ランチの仕込みを20年間続けてきたとのこと。子どもたちが独り立ちしたことによる「荷下ろし症候群のうつ状態」にあった。患者の訴えに傾聴するとともに患者自身が休養をとることを選んだことで徐々に改善した。なお、卵巣を温存しても、あまり間をおかず更年期・閉経となることもある。

根拠　薬剤だけでなく傾聴することも治療に有用です。50歳前後の10年間くらいは個人・家庭・仕事などに変化や負担も多いため、環境が症状に影響します。たとえば、責任から解放されて無気力になる「荷下ろし症候群」、同居の子どもたちが独立して虚無感を抱く「空の巣症候群」、結婚準備の子の親も「マリッジブルー」などになることがあります。

主訴・愁訴による評価

● 日本人女性の更年期症状評価表によって評価します。

日本人女性の更年期症状評価表

	症 状	症状の程度					症 状	症状の程度		
		強	弱	なし				強	弱	なし
1	顔や上半身がほてる(熱くなる)。					12	めまいがある。			
2	汗をかきやすい。					13	胸がどきどきする。			
3	夜なかなか寝付かれない。					14	胸がしめつけられる。			
4	夜眠っても目をさましやすい。					15	頭が重い、頭痛がよくする。			
5	興奮しやすく、イライラすることが多い。					16	肩や首がこる。			
6	いつも不安感がある。					17	背中や腰が痛む。			
7	ささいなことが気になる。					18	手足の節々(関節)の痛みがある。			
8	くよくよし、ゆううつなことが多い。					19	腰や手足が冷える。			
9	無気力で、疲れやすい。					20	手足(指)がしびれる。			
10	目が疲れる。					21	最近音に敏感である。			
11	ものごとが覚えにくかったり、物忘れをしたりすることが多い。									

(日本産科婦人科学会　生殖・内分泌委員会)

(文献9より引用)

治　療

ホルモン補充療法(HRT)

● ホルモン補充療法(HRT；hormone replacement therapy)は、骨密度も低下していれば第一選択ですが、乳がんや血栓症の既往などがあればエストロゲンの補充は不適です(**ホルモン補充療法については、p.150、6章参照**)。

対症療法

西洋薬

● それぞれの症状に適応のある薬を使用しますが、多種多彩で変化する愁訴では多剤処方になりがちで調節も難しくなります。

漢方薬

● 多種多彩で変化する愁訴では、複数の効能のある漢方が有効です。
● 「桂枝茯苓丸」「加味逍遙散」「当帰芍薬散」の、いわゆる婦人科漢方3大処方のほか、桃核承気湯、抑肝散陳皮半夏など、保険適用で「更年期障害」と明記されている処方は約20種あります。

これも覚えておこう！

> **漢方薬は同時併用できるの?**
> ● 漢方薬は、愁訴ごとに適応のある多数の処方が考えられますが、同時併用で構成生薬数が増えると効果が鈍くなることが多く、生薬(甘草など)が重複すると副作用のリスクが高まることもあるので、処方薬の併用は少なくします。鍼灸も考慮できます。

3章

婦人科特有の術前・術後の看護

① 婦人科に共通する術前の看護

術前説明のポイント

術前インフォームドコンセント （IC：十分な説明と同意）に入ろう！

- 医師から説明される手術の説明、「合併症の説明が適切に行われているか」、また「その説明を患者がきちんと理解できているのか」などを確認しましょう。
- 患者はICの場面では、医師には聞けないこともあるかもしれません。患者の不安を軽減するためにも、術前のICに同席しましょう。

> **注意！** 婦人科の疾患は女性特有の疾患であり、患者は手術により子宮や卵巣がなくなることで、喪失感を抱くこともあります。家族には相談できないような不安を抱えていることもあるので、術前ICを受けたあとの不安を傾聴する環境を整えましょう。

手術の同意書の確認をしよう！

- 術前ICに同席したら、患者、および家族が手術の同意書や輸血の同意書に正しくサインできているかを確認しましょう。
- 同意書に書かれている内容が、医師が患者に説明した内容と同様の内容になっているかを確認しましょう。

> **注意！** 同意書にサインがない場合は手術が受けられません。また、口頭では合併症について説明したものの、同意書にその合併症の可能性の説明がない場合は、術後にその合併症が起こったときに病院側が責任を負わなければならないこともあります。

術前看護のポイント

術前の不安を傾聴しよう！

- 「大丈夫ですか？」と聞かないように注意します。「大丈夫ですか？」などの質問をすると、「大丈夫です」と肯定的な返事をすることが多いですが、術前は誰もが不安を持っていると考える必要があります。

> **注目！** しっかりと患者の不安な気持ちを受けとめる姿勢が大切です。ゆっくり話ができる環境を整えましょう。

術前に術後のイメージをもってもらおう！

- 術前オリエンテーションでは、術後に必要な物品を渡したり、術後合併症の予防のデモンストレーションを行ったりすることで、術後のイメージを想像しやすくします。

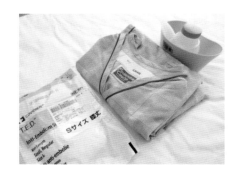

感染症の有無を確認しよう！

- 手術室で手術を行う場合は必ず感染症チェックを行います。
- 感染症が見つかった場合、手術中に使用した器具の消毒方法が違ってくることもあります。

> **注意！** 医療従事者への感染も予防することが必要です。知らないうちに医療従事者に感染すると、他の非感染者へと感染が拡大してしまう可能性があるからです。

アレルギーの有無を確認しよう！

- これまでの薬剤におけるアレルギーの有無と、あれば薬剤名と症状を確認しましょう。
- そのほかに、ラテックス（p.76参照）や金属などに対する接触性のアレルギー、食物アレルギーについても確認しましょう。

🐾 術前看護Q&A

▰ Q：臍処置・体毛処置はどうして必要なの？

❶手術部位の感染予防に必要です。腹腔鏡下手術では、カメラ用のトロッカーを臍に挿入します。開腹手術でも、臍周辺まで創部が伸びることがあります。臍に垢がたまっていると感染の原因となります。意外にたまっている人が多いです。

❷長い体毛が手術操作の邪魔になります。スムーズな皮膚の切開、縫合のために短く切ります。

▰ Q：指にマニキュアなどはついてないか？

- 手術中は血中酸素飽和度を経皮的に測定するために指先にSpO₂モニターを装着します。測定の妨げにならないようにマニキュアやジェルネイルは手術前に除去してもらいましょう。

▰ Q：深部静脈血栓症（DVT）って何？

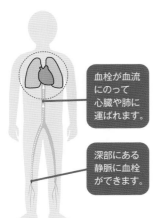

血栓が血流にのって心臓や肺に運ばれます。

深部にある静脈に血栓ができます。

- 深部静脈血栓症（DVT）は、体の深部にある静脈に血栓が生じることです。
- 下肢の血液の流れは下肢の筋肉運動のポンプ作用で、心臓に返りやすくなります。手術中は、麻酔の影響で、自分で下肢を動かせない状態であり、静脈血が滞りやすくなり、深部静脈血栓の原因となります。
- 予防として、弾性ストッキングを術前からはいて、フットポンプなどを術中、術後に使用します。手術状況によっては、抗凝固薬の投与が行われますが、これらは予防の基本です。

弾性ストッキング
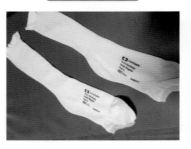

フットポンプ
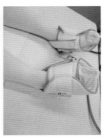

> **注意！** 下肢にできた深部静脈血栓は、術後離床の際に、血流にのって肺梗塞や心筋梗塞の原因になるので、予防が大切です。婦人科の手術では血管が豊富な骨盤内を操作するので、DVTの出現リスクが高く、とくに注意が必要です。

> **根拠** 血中のDダイマー（D-Dimer）が陰性なら、血栓の存在は否定されます。高値なら術前の下肢静脈エコー検査が必要な可能性があります。

▤ Q：いつまで食べ物を食べていいの？　いつまでお水は飲んでいいの？

● 麻酔をかけた際に胃の内容物が逆流して、それが肺に流れ込んで肺炎にならないように、麻酔科医が、手術何時間前まで食事をしていいのか、飲水をしていいのかを決定します。

注目！
麻酔科医の指示を患者が守れるように患者に合った方法で指導することが大切です。

▤ Q：術前にはずさなければならないものは？

● 指輪、ネックレスなどのアクセサリー
● 義歯、めがね、コンタクトレンズ

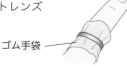
ゴム手袋

注意！
とくに指輪はなかなか外れないこともあり、手術直前に焦ってしまうこともあります。電気メスの使用で火傷を起こすことがあるので、前日までに患者に説明し、できる限り除去し、除去できないのであれば、指輪と指の間にゴム手袋の一部を挟み込みましょう。

🐾 手術直前の確認

▤ 手術に向かう前にもう一度、手術を受けられる準備ができているか確認しよう！

● 婦人科は、患者すべてが女性であり、髪の毛が長いことが多いです。手術に向かう際は、邪魔にならないようにすべての髪の毛を手術帽の中に入れましょう。
● 髪の毛を束ねる場合は、真後ろで束ねると、臥床した際に結び目が、頸部に長時間あたることになり、褥瘡発生のもとになります。
● まつ毛のエクステンションは、麻酔時に目隠しシールを両眼に貼るので、はがす際にある程度ダメージを受けることを説明しておきましょう。

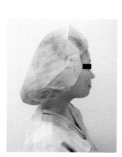
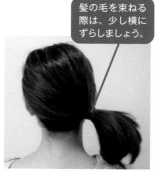

髪の毛を束ねる際は、少し横にずらしましょう。

▤ 手術に向かう前の観察のポイント

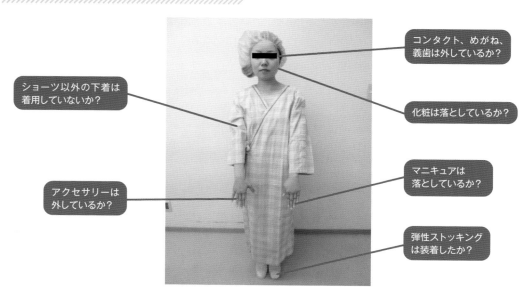

ショーツ以外の下着は着用していないか？

コンタクト、めがね、義歯は外しているか？

化粧は落としているか？

アクセサリーは外しているか？

マニキュアは落としているか？

弾性ストッキングは装着したか？

② 婦人科に共通する術後の看護

🐾 手術当日の看護

■ 術後の病室の準備（術後ベッドをつくってみよう！）

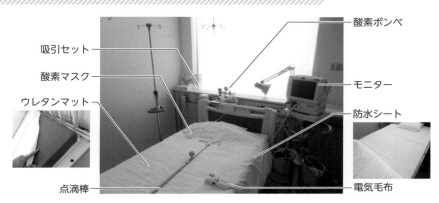

- 吸引セット
- 酸素マスク
- ウレタンマット
- 点滴棒
- 酸素ボンベ
- モニター
- 防水シート
- 電気毛布

■ 術後の対応と観察のポイント（手術から帰ってきたら何をしたらいい？）

- ☑ 手術の侵襲度の再確認（手術時間、出血量、術中合併症の有無）
- ☑ 麻酔の種類の確認
- ☑ 全身麻酔なら覚醒状態の把握
- ☑ 腰椎麻酔なら麻酔レベルの確認
- ☑ バイタルサインの測定
- ☑ モニターの装着
- ☑ 性器出血の確認
- ☑ 創部出血の確認
- ☑ 疼痛コントロールは何で行われているかの確認と疼痛レベルの評価
- ☑ 全身、とくに下肢の皮膚色、圧迫痕の有無
- ☑ 呼吸音の聴取
- ☑ 腹鳴の聴取
- ☑ バルーンやドレーン類の確認（屈曲、圧迫に注意）
- ☑ 腟内ガーゼやタンポンの有無（抜去指示に注意）
- ☑ 輸液管理
- ☑ 酸素ボンベから中央配管への接続
- ☑ 電気毛布の温度調整
- ☑ フットポンプの装着

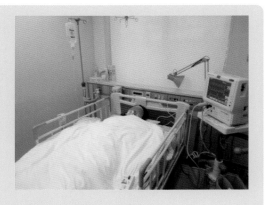

 注目！

術後にこれらをほぼ同時に行うのでとても大変です。ある程度優先順位を考える必要があります。まずは疼痛レベルの評価までをすませてしまいましょう。

注意！ 女性は身だしなみに敏感です。術後、髪の毛を整えたり、衣類の乱れがないかに注意しましょう。全身の観察をする際は、家族にも傷を見られたくないという患者は少なくありません。ケアをする際は家族などの面会者には病室外に出てもらうなどの配慮をしましょう。

🐾 手術当日の看護

ベッド周囲の機器の整理

- ナースコールや電動ベッドのコントローラー、PCAポンプ（p.80参照）のボタン位置の説明と確認をします。

術後の体位変換（仰臥位から側臥位への移行）

- 腹部の傷が痛いので、自分自身では体位変換が難しい状態です。
- できるだけ、創部に負担がかからないように体位変換の介助をしましょう。

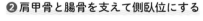

❶ 手をそえて膝を立てる　　　　　　　　❷ 肩甲骨と腸骨を支えて側臥位にする

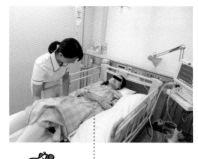 →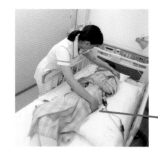

肩甲骨と腸骨をしっかり支えて側臥位にし、枕で体位を整えます。

注意！　患者の手は創部に当ててもらい、腹筋に力が入らないようにします。

褥瘡の予防（弾性ストッキングによる圧迫に気をつけよう！）

- 弾性ストッキングのゴムのあとが<u>褥瘡</u>になることがあります。

注意！　とくに女性は、皮膚が男性に比べて脆弱なので、気をつけましょう。

注目！　皮膚の観察を十分に行いながら圧迫創の予防に努めましょう！

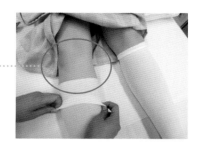

血栓の予防

- 弾性ストッキングやフットポンプの装着状態を確認し、深部静脈血栓症（DVT）に注意します（p.69参照）。

含嗽（うがい）の準備

- 吸い飲みあるいはストローを入れたコップやペットボトルの水と、ガーグルベースン、ティッシュペーパーを用意します。
- 誤嚥防止に頭部を若干挙上、あるいは横を向いてもらいます。

■ 臥床した状態での含嗽介助

● 意識レベルがはっきりしないと誤嚥する可能性があるので、しっかり麻酔から覚醒していることを確認しましょう。

● 水がこぼれないように、ガーグルベースンを顔に当てましょう。吐水後はティッシュペーパーで口周囲を拭きます。

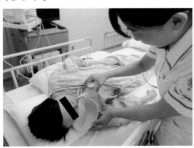 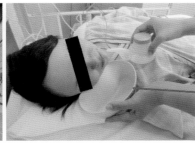

しっかりとガーグルベースンを頬に沿って当てます。

❀ 手術翌日の看護（翌日からは離床を促そう！）

■ 離床の準備

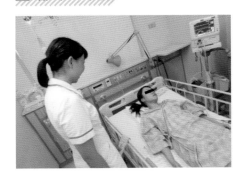

● 疼痛があれば、離床する前に痛み止めを投与し、離床に備えましょう。

● ルート類が離床の際に引っかからないように注意しましょう。

 注目！
起き上がる際に病衣などがはだけないように整えましょう。

 注意！ お腹に傷があるので、できるだけ創部に負担がかからないように腹圧をかけるのを避け、ベッドのギャッジアップ機能などを使用して上体を起こしましょう。

■ 離床時の体位変換

❶手を患者の肩甲骨と下肢の下にまわし、端坐位になるように体を回転させながら、下肢をゆっくり下ろしましょう。

❷立位になった際、起立性低血圧などの症状で転倒するリスクが高いので、看護師は必ず横につきそい、体を支えましょう。

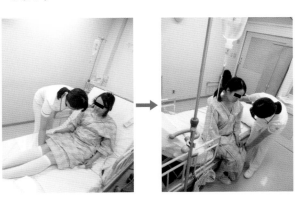 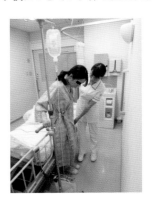

🐾 婦人科疾患の手術における合併症

手術当日に出現する合併症	術中出血	• 何らかの原因で出血が多量となり、生命に危険が及ぶと判断された場合は輸血を行います。 • 状況によっては、術前に自己血が用意されていたり、術中に出血が回収されたりします。
	血腫	• 切開部などの部分に内出血が起こり、その部位に血腫ができることがあります。 • 通常は自然に軽快しますが、痛みや発熱の原因になることもあります。
	副損傷	• 皮膚の火傷や傷そして圧痕：電気メスなど熱の発生する機器が多く使われるようになり、火傷がかくれたところに発生していることがあります。腹腔鏡下やロボット支援下での手術では手足の固定のために圧痕を生じて、高度なときはコンパートメント症候群を発症します(p.92参照)。 • 婦人科の手術は子宮付近で操作を行います。そのため、その付近に存在する膀胱、尿管、直腸などを傷つけてしまうことがまれにあります。 • 副損傷は術中に気づかれずに手術後数日経過してから判明する場合もあります。
	皮下気腫	• 腹腔鏡下やロボット支援下手術の場合に起こる合併症です。 • 腹腔内に炭酸ガスを流し、術野を確保しますが、このガスが皮下に貯留することがあります。自然に消退します。
その後の合併症	腟断端離開	• 子宮を切除した場合、術後何らかの原因で、腟断端部が離開する場合もあるので、腟断端に負担になるような動作は控えてもらう必要があります。 注意！ 腹腔鏡下手術では縫合が若干弱いため、数カ月は強い腹圧や性交渉に注意が必要です。
	感染症	• 本来体内は無菌的な状態ですが、手術による一時的な体力の低下や、腟や皮膚などにいる常在菌の混入などにより、体内に菌が入ってしまうことがあります。このため、発熱したり、傷が膿んだり開いたりすることがあります。 注目！ 婦人科では子宮摘出後の腟断端付近に膿瘍ができることがあります。とくにがんに関連した手術では、起こりやすくなります。
	イレウス	• 手術を受けた後は麻酔の影響で一時的に腸管運動の減弱、腸蠕動運動の消失、排ガスの停止といった症状が現れます。 • 麻酔からの覚醒とともに腸蠕動は回復します。ただし、開腹術の場合は回復が遅れる場合があります。 注目！ 上記は麻痺性イレウスですが、リンパ節郭清部に腸管が嵌入（かんにゅう）して機械的イレウスになることがあります。
	血栓	• 婦人科の手術では、血管が豊富な骨盤内を操作するので、血栓の発生頻度が高いです。

4章

婦人科疾患の手術と看護

開腹手術の基礎知識

開腹（腹式）手術が順調かつ安全に行われるために、体毛の処置、術野の消毒などについて病棟看護師は知っておかなければなりません。

開腹手術の術前に行う処置

体毛の処置（カット）

- 「剃毛までは不要」ということが、現在では一般的になっています。皮膚に細かな傷がついて、かえって感染が起こりやすくなるからです。
- 腹腔鏡下手術でも創部が恥骨近くに必要なときや、腟式の操作を多く行う際には必要です。

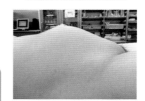
体毛処置した下腹部

根拠 しかし、なぜ手術前には体毛の処置をする必要があるのでしょうか。それは、創部に近いところに長い毛があると、不潔であり、縫合する際にかなりの邪魔になるからです。そのため、短くカットする必要があります。

消毒

- 手術直前に膀胱バルーンカテーテルの留置や、腹壁消毒をします。このときに一般的にはイソジン®液を使用します。

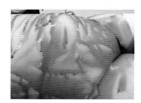
イソジン®で消毒した下腹部

注意！ 手術でイソジン®液を使用するので、入院時にヨードアレルギーについてのチェックが必要です。

アレルギーがない人でも、術後病棟に帰ってから、消毒した範囲の皮膚が若干赤くなることがあります。

手袋やカテーテルの素材

- ラテックスでできた製品を使用するので、ラテックスアレルギーに注意が必要です。これも入院時にしっかりとチェックしておきます。

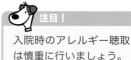
注目！
入院時のアレルギー聴取は慎重に行いましょう。

まめちしき　ラテックス（天然ゴム）

同じサイズの手袋ですが、向かって左（プロテキシス PI クラシック®）がラテックスではないもの（合成ゴム）、右（プロテキシスラテックス マイクロ®）がラテックスでできたものです。

- ラテックスアレルギーは、病院で医療用の手袋を多量に使うようになってから増えてきています。手術時に皮膚の発赤や血圧低下を引き起こすことがあります。手術時に原因不明であったアナフィラキシーショックの原因がラテックスアレルギーであったという報告もみられます。
- 天然ゴムから手袋などがつくられますが、ゴムの木に多く含まれるタンパク質に対するアレルギーです。またバナナ、アボガド、キウイ、栗にアレルギーのある人も要注意で、ラテックス・フルーツ症候群とよばれます。

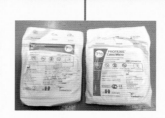

🐾 腹部断面図の解剖（上部）

- 腹部の手術では、腹壁の構造と、後腹膜腔について理解しておくことが大切です。

- 腹壁の構造を理解しておくことは、腹部手術の基本中の基本です。

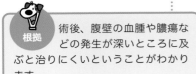 **根拠** 術後、腹壁の血腫や膿瘍などの発生が深いところに及ぶと治りにくいということがわかります。

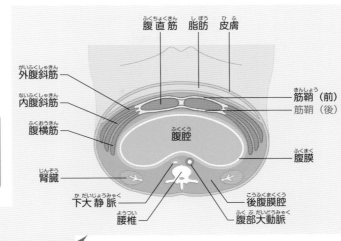

腹直筋　脂肪　皮膚
外腹斜筋（がいふくしゃきん）
内腹斜筋（ないふくしゃきん）
腹横筋（ふくおうきん）
筋鞘（前）（きんしょう）
筋鞘（後）
腹腔（ふくくう）
腹膜（ふくまく）
腎臓（じんぞう）
下大静脈（かだいじょうみゃく）
腰椎（ようつい）
後腹膜腔（こうふくまくくう）
腹部大動脈（ふくぶだいどうみゃく）

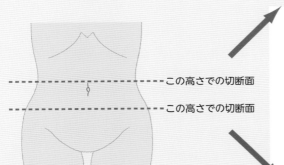

この高さでの切断面
この高さでの切断面

- 腹直筋を包む筋鞘は、腹壁をしっかりと頑丈なものにする役割を担っています。

 注意！ 筋鞘が手術後に開いてしまうとヘルニアになります（腹壁瘢痕ヘルニア）。（はんこん）

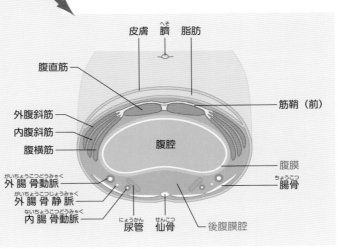

皮膚　臍（へそ）　脂肪
腹直筋
筋鞘（前）
外腹斜筋
内腹斜筋
腹横筋
腹腔
腹膜
外腸骨動脈（がいちょうこつどうみゃく）
腸骨（ちょうこつ）
外腸骨静脈（がいちょうこつじょうみゃく）
内腸骨動脈（ないちょうこつどうみゃく）
尿管（にょうかん）
仙骨（せんこつ）
後腹膜腔

- 後腹膜腔のイメージは、腹膜の外側の空間のうち、背部の部分を指します。この部分の腹膜は後腹膜とよびます。腹腔を部屋に例えると、後腹膜腔は床下収納のようなところです。腎臓などは後腹膜腔にある臓器（後腹膜臓器）です。婦人科で郭清するリンパ節もここを通る大血管周囲にあります。後腹膜を切り開いて、尿管剥離やリンパ節郭清をします。

 注目！
以前は手術が終わると後腹膜を閉鎖していましたが、今は開放したままのことが多くなっています。開放したほうがリンパ液の貯留がなくなり、術後炎症が減るといわれています。

🐾 腹部断面図の解剖（骨盤の深部）

● 骨盤の深部になると、尿管が後腹膜腔の中で次第に子宮と直腸に近づいていきます。

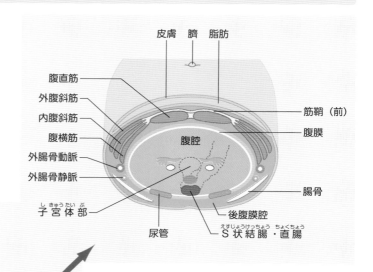

皮膚　臍　脂肪

腹直筋
外腹斜筋
内腹斜筋
腹横筋
外腸骨動脈
外腸骨静脈

筋鞘（前）
腹膜

腹腔

腸骨

子宮体部

後腹膜腔
S状結腸・直腸

尿管

この高さでの切断面

この高さでの切断面

● 子宮体部や卵巣・卵管は、腹腔内に浮かぶような状態にありますが、子宮頸部は後腹腹腔に入り込み、膀胱、直腸、尿管と密接します。

● 骨盤のもっとも深いところでは、後腹膜腔の中で子宮頸部、膀胱、直腸、尿管が密接しています。とくに尿管は背側から前方にある膀胱に向けて直腸と子宮頸部のそばを通っています。

注意！　子宮摘出の際に、膀胱、直腸、尿管の損傷に注意が必要なことがわかります。

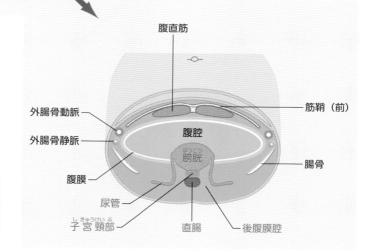

腹直筋

外腸骨動脈
外腸骨静脈

筋鞘（前）

腹腔

膀胱

腸骨

腹膜

尿管

子宮頸部

直腸

後腹膜腔

78

🐾 縦切開と横切開

- 婦人科の開腹手術では、お腹の皮膚を縦に切るときと、横に切るときがあります。
- 縦切開では、皮膚、脂肪、筋鞘を縦に切ります。
- 横切開（恥骨の数センチ頭側を切ることが多く、ファンネンスティール〈Pfannenstiel〉切開とよびます）では、皮膚、脂肪、筋鞘を横に切ります。横切開は他科ではあまり見られません。
- 皮膚を切開した後は縦切開でも横切開でも同じで、腹直筋の間の白線を縦に切って腹膜を縦に切り、腹腔内に入ります。
- 腹直筋は左右の2枚の板のような筋肉で、中央が分かれています。この分かれ目が白線です。縦切開でも横切開でも、腹直筋のこの自然の分かれ目を開いていきます。筋肉を切ることは滅多にありません。

注目！

横の傷はきれいに治りやすいのですが、傷を大きく開きにくいので、巨大な腫瘍摘出には不向きです。

注意！　横切開は、傷がきれいに治りやすいのですが、さまざまな合併症が出やすいことがあり、術後の注意深い観察が必要です。

これも覚えておこう！

横切開でのトラブル

- 横切開では、少しでも術野を大きくするために筋鞘を縦に切ることもありますし、T字に切開することもあります。大きめの腫瘍の手術では工夫が必要なのです。ただし、そのように内部で縦の傷を入れると、皮下の剥離面が広くなって血腫ができやすいので注意が必要です。またお腹の傷は横なのに、傷のない皮膚の下に内部で縦に切ったり縫合したりしたグリグリが触れることがあります。また、まれですが皮膚の細い知覚神経が切断されて、傷の左右付近がしびれるという訴えを耳にすることがあります。

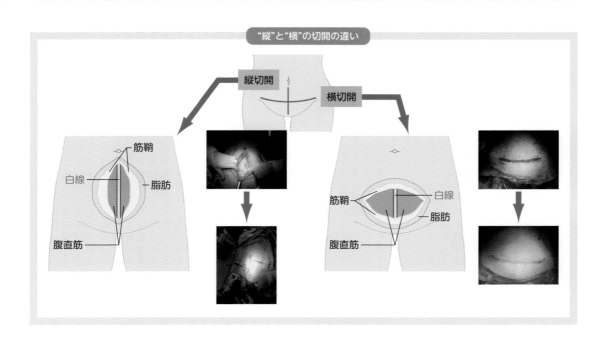

"縦"と"横"の切開の違い

大きな縦切開

- 巨大な子宮腫瘍、卵巣腫瘍、あるいは悪性腫瘍では、心窩部までの大きな切開創が必要なことがあります。

- 切開創は、図のように臍の左を通ることが多いですが（肝円索という臍帯静脈の異残物が臍の裏のやや右に付着しているので、これを避けるため）、最近では臍の上をまっすぐに一直線の傷とすることもあります。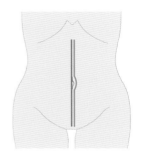

- 骨盤内の臓器で大きな腫瘍が発生するのは、子宮、卵巣に特徴的なことです。腸管などに巨大な腫瘍ができることは、きわめてまれです。

- 大きな腫瘍でなくても、悪性の子宮体がん、卵巣がんではこのような大きな傷で、リンパ節郭清や大網切除を行うことがあります。

- 臍周囲の傷が治りにくく、腹壁瘢痕ヘルニアとなることがあります。

> **注意！** このような大きな傷では数カ月の間、患者に腹圧をあまりかけないように指導することが必要です。

> **注目！** このような大きな傷になる手術では「腫瘍による圧迫などで血栓が生じやすくなる」、また手術で腸の圧排が長時間になれば「腸閉塞症状が出やすくなる」ということに留意します。

> **注意！** 開腹手術による腸管の圧迫
> 開腹で骨盤内の手術をしようとすると、どうしても腸管が邪魔になります。そのために、腸管を大きめのガーゼやスポンジで圧迫します。また上腹部までの傷では、相当に腸を圧迫しないと手術できません。これらの圧迫で、術後に腸管の動きが悪くなる可能性があるのです。

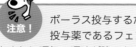 開腹手術の疼痛コントロール

- 手術後の痛みは、患者にとって非常に心配なことの一つです。いかに痛みを管理するかは、看護師と医師の大事な仕事です。

1 PCA

 PCAポンプ

- PCA (patient controlled analgesia) とは、直訳すると「患者がコントロールする麻酔」、つまり患者が痛みを感じたときに、自分で鎮痛薬を追加で点滴に注入する方法です。

- PCAポンプという器械に薬を入れておき（麻酔科医師が用意）、点滴ルートに接続しておきます。PCAポンプから持続的に鎮痛薬が注入されますが、痛みの増強があれば、写真のようにボタンを押すと、決められた量が注入される（ボーラス投与：bolusとは固まりの意味）ように設定されています。過量投与にならないような設定もされています。

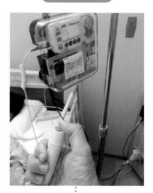

> **注意！** ボーラス投与するたびに嘔気が強まることがあります。これは投与薬であるフェンタニルなどの麻薬の副作用によるもので、あまりに嘔気・嘔吐が強いときには減量あるいは使用中止が必要です。

> **注目！** 2021年9月30日から、術後の悪心・嘔吐に対して、これまで抗がん剤の悪心・嘔吐に使われてきたグラニセトロン、オンダンセトロンが使えるようになりました。

2 TAP（腹横筋膜面）ブロック

- TAP（transversus abdominis plane）ブロックは、超音波ガイド下に行う末梢神経ブロックです。
- 手術開始前あるいは後に、下腹の左右で針を腹横筋膜面まで穿刺して局所麻酔薬を注入し、神経ブロックを行います。

> TAPブロックは歴史が浅いのと、効果は8〜12時間と短いので、PCAと併用されることが多いです。

超音波画像

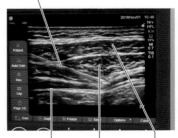

穿刺針

腹横筋　内腹斜筋　外腹斜筋

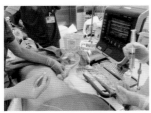

超音波での観察

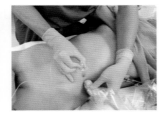

超音波ガイド下での穿刺

3 硬膜外麻酔

- とくに大きな創部の手術では、この麻酔が効果的です。麻酔科医が、術前に背中から穿刺して硬膜外チューブを留置します。適切に留置されれば、鎮痛効果はきわめて高いものです。
- PCAと同様に、薬液はボトルに用意され、一定量が持続的に注入されますが、疼痛の増強時はボタンを押せば、ボーラス投与されます。足のしびれや、嘔気、あるいは血圧低下がある場合は、注入速度を変更し減量できます。

> **注意！** 穿刺する際に、硬膜を穿破した（デュラパン〈dural punctureの略〉と一般的によびます）ときは、脊髄液が流出して頭痛をきたすことがあります。麻酔科医がデュラパンを認識していなくても、術後にあまりに強い頭痛を訴えるときにはデュラパンを疑います。

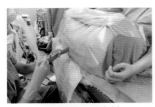

左側臥位での穿刺

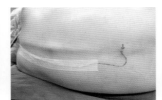

硬膜外チューブの固定

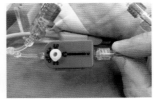

流量調節ダイヤル

4 持続創部浸潤麻酔（CWI；continuous wound infiltration）

- 硬膜外麻酔での穿刺は、止血凝固異常のある場合や、術後の血栓症予防のための抗凝固薬投与が必要な場合に、血腫発生という合併症が心配されます。そこで、腹部の創部に直接カテーテルで鎮痛薬を持続注入するCWIが注目されています。
- カテーテルは腹膜の前面で、腹直筋の後ろの筋鞘の背面（**p.77上図参照**）に留置します。

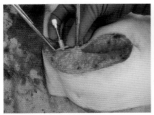

筋鞘を把持してその背側にカテーテルを通す針を通したところ。

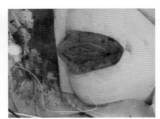

カテーテルを通したところ。

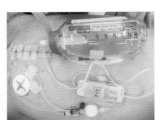

留置終了。

🐾 創部の手入れ

- 開腹手術が終わって退院予定日が近づくと、創部がきれいに治るかどうかが次の大きな関心事です。

ケロイド

- 傷が治っていく過程で、傷が盛り上がり、赤く腫れたようになる状態をケロイドといいます。
- ケロイドには真性ケロイドと肥厚性瘢痕があり、真性ケロイドは創部を越えて広がったり高度に隆起したりもします。いずれにしても、美容的にはよくありません。
- 創部は、皮膚割線（ランガー割線）という皮膚本来の境目に沿って切開されていれば、目立たなく治るとされています。下腹部ではこの割線が横に走っているので、横切開がきれいに治る可能性が高いです。縦切開は不利です。

注目！ ケロイド体質

しかし、縦切開でも非常にきれいに治る人がいますし、逆に横切開でもきれいに治らない人がいます。いわゆるケロイド体質が関係しているといわれています。

創部をきれいに治すための対策

❶ 手術時に、傷が盛り上がるように縫合します（創部に対して開くような力が働かないようにする）。
❷ 術直後はクリアヘッシブという創傷保護材を貼付して創部のズレを防止し、分泌物を吸収して治癒環境の改善を行います。
❸ 傷にテーピングをして、創部に対して開くような力が働かないようにします（ステリストリップ™使用）。
❹ シリコーンゲルシートを貼付します。
❺ トラニラスト（リザベン®）を服用します（抗アレルギー作用がケロイドを防ぐとされる。1〜2年服用）。
❻ ステロイド薬を塗布し、ステロイドテープを貼付します。

クリアヘッシブ（対策❷）	ステリストリップ™（対策❸）	シリコーンゲルシート（対策❹）
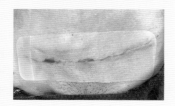	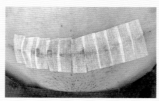	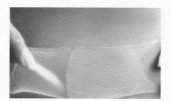

- いずれの方法もかなり長期に対策を続けなければなりません。
- ❶は医師が手術で行います。産婦人科では現在埋没縫合で、丁寧に縫合して手術時に対策の❷（および❸）のテーピングをして病室に戻ってくることが多いです。
- ステープラーというホッチキスのような金属で留めている場合は、抜針後にテーピングをしましょう。
- 退院後にどのように対処していくかを医師とも相談して、方向性を決めていきましょう。

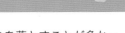
② 腟式手術の基礎知識

腟式手術は、開腹手術よりも歴史が古いものです。昔は開腹すると感染で命を落とすことが多かったため、子宮摘出は当初、腟から行われたのです。つまり腟式手術は身体への負担が少ないのです。

🐾 腟式手術の術前に行う処置（体毛の処置、消毒）

- 体毛の処置：開腹手術同様にカットのみで、剃毛までは不要です。
- 腟口からの円滑な操作のためには、腟口周囲、外陰部の体毛のカットが必要です。
- 消毒はイソジン®液によって、外陰部中心に大腿の約半分、そして下腹部まで行われます。

> **注目！**
> 腟式手術が順調かつ安全に行われるために、体毛の処置、術野の消毒などについて病棟ナースは知っておかなければなりません。

🐾 手　術

■ 腟式手術の基本

- 腟式手術は、子宮摘出術、子宮脱手術で使われます。
- 腹腔鏡下手術、ロボット支援下手術でも、手術時の子宮の頭側への圧排、腟壁切断などのサポートや、子宮の体外への回収に腟式操作が必要です。

> **注目！　腟式操作**
> 現在、婦人科の手術は、腹腔鏡下手術やロボット支援下手術が注目されていますが、いずれも子宮を摘出する際は、腟式に子宮を動かす処置が必要で、また子宮の体外への回収は腟を通じて行われることが多いです。

■ 腟式手術の実際

- 腟式手術は、ある程度の腟の広さが必要なので、基本的には経産婦が望ましいです。
- 最近、開腹手術・腹腔鏡下手術・ロボット支援下手術では、子宮摘出時には卵管切除が望ましいとされていますが（卵管采は癌化しやすいと言われ始めたため）、腟式手術では卵管卵巣の摘出は不可能です。
- 腟式手術のみで終われば、疼痛は少なく、回復は早く、特殊な手術機器を使わないので医療費も安価です。

> **注意！　腟からの出血の観察**
> 腟式手術は、創部が腟の切断端に集中するため、術後に腟からの出血が多いことがあるので観察をしっかりと行いましょう。

開腹手術、腹腔鏡下手術、ロボット支援下手術での切断処理方向と切断可能な範囲

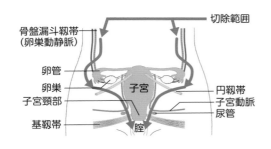

腟式手術での切断処理方向と切断可能な範囲

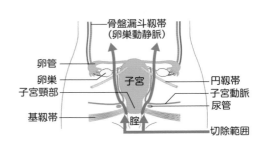

近年、従来の手術（開腹〈腹式〉、腟式）から腹腔鏡下手術が広まり、さらに婦人科領域では2018年よりロボットを用いる方法が注目されてきています。2022年現在、婦人科で使用できる手術支援ロボットはDa Vinci（Intuitive Surgical社製）のみで、子宮筋腫・子宮腺筋症などの良性子宮疾患の子宮全摘術と初期子宮体がんの根治術が適応です（国産でhinotori™サージカルロボットシステムがありますが、現在は泌尿器科のみが対象です）。

🐾 手術方法の比較

開腹手術・腹腔鏡下手術・ロボット支援下手術の比較

	腹壁の創部	メリット	デメリット
開腹	開腹して操作	・直視下に広い視野を確保できます。 ・必要に応じて術野を拡大できます。 ・癒着が激しい場合や腹腔鏡では難しい症例も適応となります。	・創が大きく、腹腔鏡下手術に比べると美容面、術後疼痛面ではやや劣り、入院期間が長くなる傾向があります。
腹腔鏡下	小さな孔から操作	・低侵襲、入院期間短縮、早期社会・家庭復帰が可能です。 ・美容面的にすぐれています。 ・術後疼痛軽減が図れます。	・肉眼視野に比べてスコープ視野が狭く（スコープ70度、人の目130〜160度）手術器具操作範囲に制限があるため、内視鏡技術習得のトレーニングを要します。 ・技量によっては、開腹手術に比べて大幅な時間延長や重大な合併症をきたす場合があります。 ・癒着や合併症によっては開腹手術移行の可能性があります。 ・悪性腫瘍手術への適応は制限されています。
ロボット支援下		・腹腔鏡下手術同様のメリットがあります。 ・3D画像（立体視）で手術ができます。 ・多関節鉗子・手振れ防止機能により腹腔鏡下手術より細かな操作が行いやすいです。 ・離島などへの遠隔手術が可能です。	・腹腔鏡下手術同様のデメリットがあります。 ・術前準備、ペイシェントカートの接続調整に時間がかかります。 ・触覚がないため、力の入れ方に工夫を要します。 ・鉗子交換、針搬入に手間がかかります。 ・ロボット導入に高額な費用が必要で、ディスポーザブル製品も高額です。 ・適応疾患が限られます。

🐾 腹腔鏡下手術の方法

●大別すると2種類で、❶炭酸ガスを腹腔内に注入し、腹壁を伸展させて手術視野を得る気腹法と、❷腹壁吊り上げ法があります。

注目！
皮下に鋼線を通して腹壁を引き上げる皮下鋼線吊り上げ法と、腹腔内に挿入した器具で腹壁全体を吊り上げる腹壁全層吊り上げ法があります。

腹腔鏡下手術の種類

	メリット	デメリット
❶気腹法	・視野にすぐれています。 **注目！** 腹腔内は腸管、大網、子宮、卵巣などが密接しているので、ガスを入れたり、腹壁を吊り上げたりして隙間をつくらないと確かな観察ができないのですね。	・炭酸ガスによる腹腔内高圧に起因する合併症（ガス塞栓、皮下気腫）が起こることがあります。 ・ガス漏れ ・鉗子類は気腹専用の製品しか用いることができません。 ・トロッカーやエネルギー供給装置（電気メス、レーザー、超音波メスなど）の多くがディスポーザブル製品であり、高価です。
❷腹壁吊り上げ法	・気腹による合併症がありません。 ・手指や開腹用手術器具が使用できるなど自由度が高いです。 ・安価（モルセレーターを使用せずに筋腫細切が可能など） ・体内縫合が容易です。	・視野が悪いことがあります（とくに肥満症例）。 ・吊り上げ器材と鉗子がぶつかり合うことがあります。

よくあるギモン

腹腔鏡下手術とロボット支援下手術ってどこが違うの？

- 腹腔鏡下手術は、5〜12mmの小さな切開（孔）を腹壁に開けて、ここに内視鏡カメラや手術操作のための鉗子を入れるためのポート（筒）を留置します。そして、まず炭酸ガスを腹腔内に入れて（気腹）各臓器の間に隙間を作り、手術操作をします。子宮や付属器は腸管が覆っているので、頭低位として腸を頭側に移動させてから手術をします。
- 手術用ロボットを用いるロボット支援下手術も、基本的には腹腔鏡と同じであり、孔を開けてポートを留置して炭酸ガスを入れ、カメラと鉗子を入れるというところは何ら変わりません。違うのは孔の位置と大きさと数で、ポートと鉗子はロボット専用のものということです。
- ロボットが自動で手術するわけではありません。サージョンコンソールという器械でドクターが操作して、ペイシェントカートという器械が反応して動いて手術操作をし、ビジョンカートという器械のモニターで助手たちが手術の視野を共有するというものです。今後新しいロボットの採用によってかなりの変化が起こる可能性があります。

腹腔鏡下手術の腹部ポート

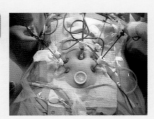

腹腔鏡下手術の断面図（頭低位）

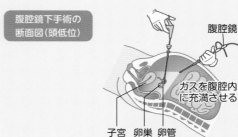

腹腔鏡

ガスを腹腔内に充満させる

子宮 卵巣 卵管

🐾 腹腔鏡下手術のセッティング

📘 体 位

❶ 下肢の固定

- 開脚位、ブーツ型固定器（レビテーター）使用の砕石位、仰臥位など

注意！ 通常の砕石位は神経麻痺、深部静脈血栓症の予防のため避けます。

❷ 上肢の固定

- 上肢は上腕を体に密着させて固定します。

❸ 肩の固定

- 骨盤高位となるため、肩当てを当てて患者が滑るのを防止します。

📘 器材配置の例

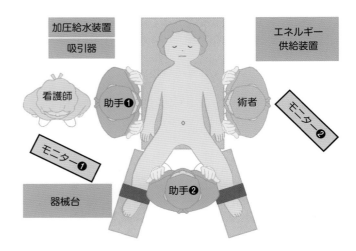

加圧給水装置
吸引器
エネルギー供給装置
看護師
助手❶
術者
モニター❷
モニター❶
助手❷
器械台

🐾 腹腔鏡下手術の実態

1 気腹法

❶ レビテーターを使用した砕石位をとります。

❷ 臍底を持ち上げて切開を加え、トロッカーを挿入します。

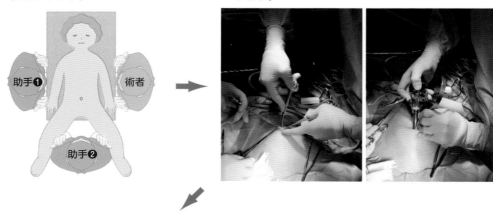

❸ 複数のトロッカーを挿入して手術操作を行います。

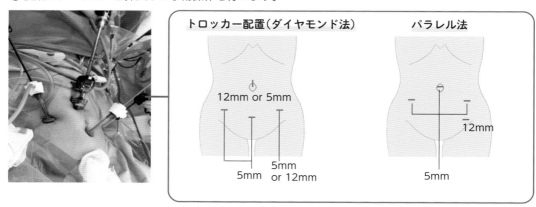

トロッカー配置（ダイヤモンド法）

12mm or 5mm

5mm

5mm or 12mm

パラレル法

12mm

5mm

※摘出子宮の回収は腟から行うのが一般的ですが、腟が狭小な場合は下腹部に30〜50mmの小切開をいれて回収することがあります。

これも覚えておこう!

腹腔鏡下手術用の器具

直接介助の看護師は多数の器具を扱います。

リガシュア®

腸鉗子など

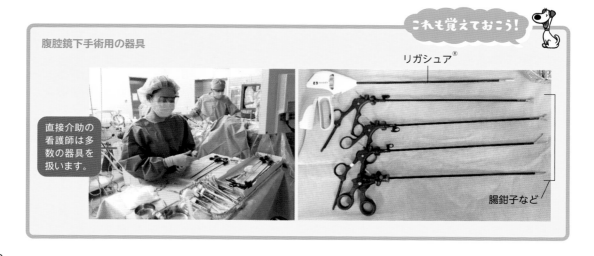

86

2 腹壁吊り上げ法（鋼線吊り上げ法）

❶ レビテーターを使用した砕石位をとります。

❷ 皮下に1.2mm鋼線を穿刺して腹壁を吊り上げ、骨盤高位にします。

❸ 右下腹部に15 〜 20mmの処置孔を作製します。

❹ 臍部に5mmトロッカーを挿入します。

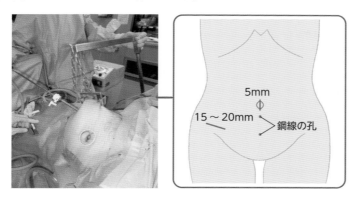

5mm

15 〜 20mm　　→鋼線の孔

まめちしき　腹壁全層吊り上げ法の器材

● 腹壁を吊り上げるのに、鋼線ではなく、腹壁全層吊り上げ法のための器材があります。

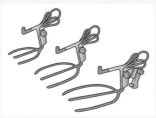

大、中、小の吊り上げ鉤

腹壁吊り上げ法による子宮筋腫核出術

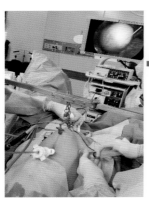

❶出血量軽減のため、子宮筋腫にピトレシン®生食を注入します。

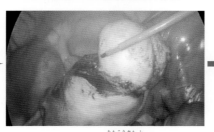

❷開腹用の電気メス、単鉤鉗子を用いて筋腫を核出します。

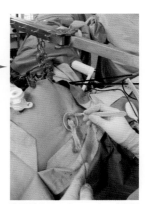

❸筋腫はモルセレーター（高価な細切器具）を使用しなくても安全に細切、摘出が可能です。

🐾 ロボット支援下手術の方法

ロボット支援下手術の器具

● ロボット手術に用いられるDa Vinci®（Intuitive Surgical社製）は、サージョンコンソール、ペイシェントカート、ビジョンカートから構成されています。

❶ サージョンコンソール

● 術者が操作する器具：3D画像（立体視）を映し出します。手でインストゥルメントを操作し、足でエナジーデバイスなどを操作します。

❷ ペイシェントカート

● 患者にドッキングして術者の手となって手術する器具：患者と接する部分は滅菌ドレープをかぶせます。内視鏡・インストゥルメント3本を挿入します。助手が鉗子の出し入れを行います。

❸ ビジョンカート

● サージョンコンソールとペイシェントカートを連動させる器具：内視鏡から得られた画像を3Dに構築します。エナジーデバイスのジェネレーター・録画装置なども付属します。指導医がタッチスクリーンに線などを描き、術者に指示を送ることもできます。

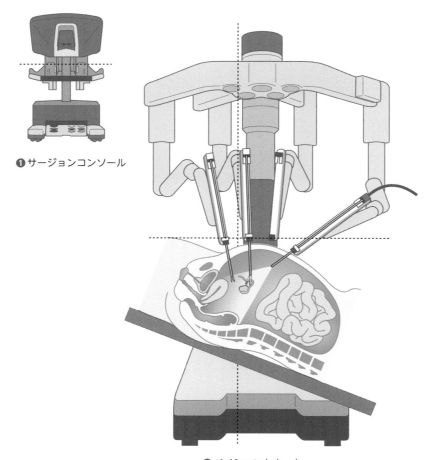

❶ サージョンコンソール

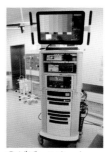

❸ ビジョンカート

❷ ペイシェントカート

ロボット支援下手術の方法 （手術のセッティングは、次ページ参照）

❶術前

❶ サージョンコンソール・ペイシェントカート・ビジョンカート同士をケーブルで繋いで作動確認を行います（臨床工学技士による）。

❷ ペイシェントカートのアームに滅菌ドレープをかぶせます（看護師）。

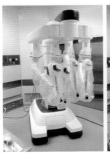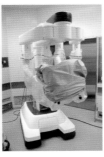

❹ 手術支援ロボットを右横側からドッキングさせ、摘出臓器にターゲティングします。

❺ インストゥルメント（鉗子）を挿入します。

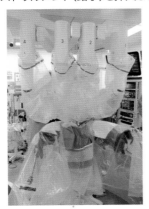

注目！

● 3D画像（立体視）：体内での奥行が認識しやすいため、把持・切離・縫合などが行いやすいです。

● 自由度の高い多関節鉗子・手振れ防止機能：鉗子の先が曲がり、画像が手振れしないため、細かな作業が行いやすいです。

❼ 摘出した子宮は腟から回収します。

❽ 腟断端を縫合します。

❾ 手術支援ロボットをアンドッキングします。

❿ ポートを抜去し、閉創します。

❷術中

❶ 腹部に5～12mmの創を4～5カ所開け（1カ所は助手用）、ポート（トロッカー）を挿入します。

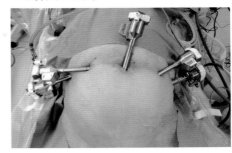

❷ 炭酸ガスを腹腔内に注入（気腹圧10mmHg）して、腹壁を挙上させ、手術視野を確保します。

❸ 砕石位、20度の頭低位にします。

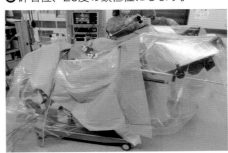

❻ 挿入した器具で手術を行います。

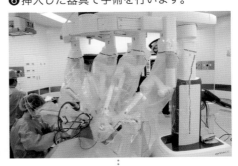

注意！ 触覚がない：開腹手術・腹腔鏡下手術では当たり前のようにある触覚がないため、過度な力を入れないように注意が必要です。

🐾 ロボット支援下手術のセッティング

🟦 体 位

❶下肢の固定

- 開脚位、ブーツ型固定器（レビテーター）使用の砕石位、仰臥位など。

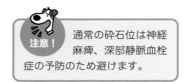

注意！ 通常の砕石位は神経麻痺、深部静脈血栓症の予防のため避けます。

❷上肢の固定

- 上肢は上腕を体に密着させて固定します。

❸肩の固定

- 骨盤高位となるため、肩当てを当てて患者が滑るのを防止します。

🟦 器材配置の例

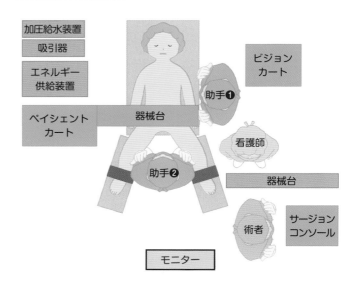

🐾 ロボット支援下手術の実際

❶術者はサージョンコンソールに座り、清潔エリア外で手術します。手でインストゥルメント（鉗子）を操作し、足でエナジーデバイスなどを操作します。

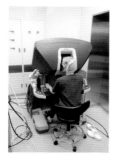 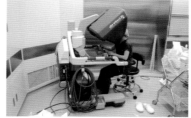 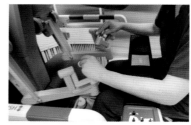

❷助手（介助医）・看護師（直接介助の器械出し看護師）は清潔操作を行い、清潔エリアで患者サイドで介助します。

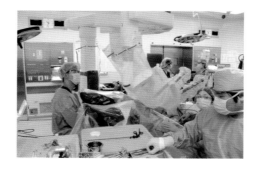

❸インストゥルメント（鉗子）は主にシャフト、リスト（手首）、ジョー（関節）によって構成されていて、人間の手と同等以上の可動域があります。

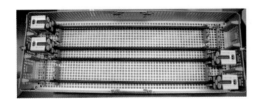

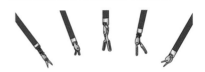
シャフト ─
リスト ─
ジョー ─

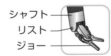

まめちしき　蛍光ICGセンチネルリンパ節生検

Da Vinci® Xiには蛍光造影カメラ（fire flyモード）が搭載されており、ICG（インドシアニングリーン）蛍光法によるセンチネルリンパ節検出なども可能です。子宮体がんの根治術などに使用することがあります。ICGは1mLシリンジ4本に吸っておきます。

fire flyモードでセンチネルリンパ節の検出

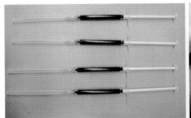
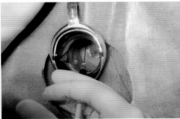
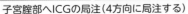

子宮腟部へICGの局注（4方向に局注する）

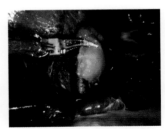

緑色に光るセンチネルリンパ節

4 開腹・腟式・腹腔鏡下・ロボット支援下手術の看護

どの手術も術後の基本的な観察項目は同じです(p.71参照)。腹腔鏡下・ロボット支援下手術は低侵襲とされますが、長時間の頭低位や開脚位による身体への影響は小さくありません。

術直後の観察のポイント(全手術共通)

消　毒

術直後の観察のポイント(全手術共通)

- ☑ 創部観察(創部感染の有無、血腫の有無)
- ☑ 性器出血(腟断端出血)の有無
- ☑ 全身の圧迫痕の有無、下肢皮膚色変化の有無(頭低位や開脚での圧迫の影響評価)
- ☑ 足背動脈の触知(下肢血流状態の評価)
- ☑ 呼吸音(無気肺の有無)

腹腔鏡下手術(ガス送気法)・ロボット支援下手術の合併症

❶ 無気肺
- 腹腔内に送気するので横隔膜が挙上され、術後、呼吸が行いにくいため、無気肺になりやすいです。

❷ 肺塞栓症
- 腹腔内に送気するので、腹腔内にある大きな静脈が圧迫されます。圧迫部位は、血液の通りが悪くなるので、血栓ができやすく、離床時に肺塞栓症を起こすことがあります。

❸ 圧迫痛とコンパートメント症候群
- 開腹手術と比較して、時間がかかることが多いです。長時間同一体位で手術をするので、術後、「手や足がしびれる」などの症状が出現することがあります。
- とくに高度な場合は、何らかの圧迫によって組織の虚血が起こり、次いで組織の強い浮腫が生じ、神経麻痺も起こる、コンパートメント症候群という状態が発生します。早急な外科的処置が必要です。

❹ 皮下気腫・肩痛
- 切開部より炭酸ガスがもれて皮下気腫が出現します。

> トロッカーの改良などで、皮下気腫が出現するのは極めてまれになっています。

- その際、皮下気腫部位に握雪感(あくせつかん)のある隆起を認め、違和感や不快感、軽い鈍痛を感じることがあります。
- 炭酸ガスが横隔膜の神経を刺激することや、術中の体位によると思われる肩痛を感じることがありますが、数日で軽減します。

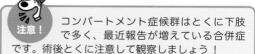

注意！ コンパートメント症候群はとくに下肢で多く、最近報告が増えている合併症です。術後とくに注意して観察しましょう！

注意！ 腸蠕動音の状態、排ガス、嘔気・嘔吐の出現などに注意しましょう。

開腹手術の合併症

- 開腹手術では軽度の腹部膨満感を生じます。

根拠 これは生理的なもので問題はありません。術後腸管の運動は一時的に停止します。

❶ 創部痛
- 腹腔鏡下手術より傷が大きいので、傷の痛みも強くなります。
- 正中創の場合は、腹帯をお腹に巻くことで、傷が外に引っ張られるのを予防し、創部痛を和らげます。

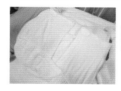

❷ 術後イレウス(翌日以降)
- 手術によって損傷した組織を身体が修復しようとして起こる生体反応のひとつに腸管癒着による閉塞性イレウスがあります。癒着予防のためにも、術後の体位変換、早期離床が大切になってきます。

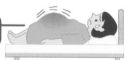

開腹手術で出現しやすい症状です。術後とくに注意して観察しましょう！

❺ 単純子宮全摘術

広汎性、準広汎性子宮全摘以外の子宮摘出は基本的にすべてこの術式です（まれに、癒着が高度なときなどに腟上部切断術といって、子宮頸部の一部のみを残して子宮を摘出することがあります）。開腹（腹式）、腹腔鏡下、ロボット支援下、腟式の4つの方法があります。

🐾 手　術

🟫 適応となる主な疾患

● 子宮筋腫、子宮腺筋症、子宮脱、子宮体がん、子宮肉腫、子宮頸がん（ⅠA期まで）、卵巣がんなど

🟫 手術内容❶（子宮のみ摘出の場合）

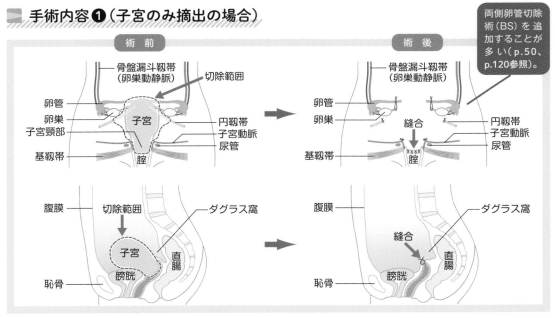

> 両側卵管切除術（BS）を追加することが多い（p.50、p.120参照）。

術前

骨盤漏斗靱帯（卵巣動静脈）／切除範囲／卵管／卵巣／子宮頸部／基靱帯／子宮／腟／円靱帯／子宮動脈／尿管

腹膜／切除範囲／子宮／膀胱／恥骨／ダグラス窩／直腸

術後

骨盤漏斗靱帯（卵巣動静脈）／卵管／卵巣／基靱帯／縫合／腟／円靱帯／子宮動脈／尿管

腹膜／縫合／恥骨／膀胱／ダグラス窩／直腸

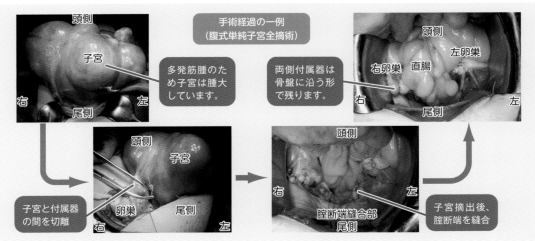

> 手術経過の一例（腹式単純子宮全摘術）

頭側／子宮／右／尾側／左

多発筋腫のため子宮は腫大しています。

両側付属器は骨盤に沿う形で残ります。

頭側／右卵巣／直腸／左卵巣／右／尾側／左

子宮と付属器の間を切離

頭側／子宮／卵巣／右／尾側／左

頭側／右／腟断端縫合部／尾側／左

子宮摘出後、腟断端を縫合

手術内容❷（子宮＋付属器摘出）

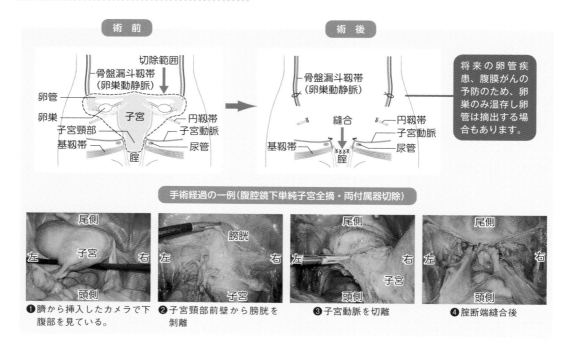

術　前

切除範囲
骨盤漏斗靱帯
（卵巣動静脈）
卵管
卵巣
子宮頸部
基靱帯
子宮
円靱帯
子宮動脈
尿管
腟

術　後

骨盤漏斗靱帯
（卵巣動静脈）
縫合
基靱帯
円靱帯
子宮動脈
尿管
腟

将来の卵管疾患、腹膜がんの予防のため、卵巣のみ温存し卵管は摘出する場合もあります。

手術経過の一例（腹腔鏡下単純子宮全摘・両付属器切除）

尾側
左　子宮　右
頭側

膀胱
左　　右
子宮

尾側
左　　右
子宮
頭側

尾側
左　　右
頭側

❶臍から挿入したカメラで下腹部を見ている。
❷子宮頸部前壁から膀胱を剥離
❸子宮動脈を切離
❹腟断端縫合後

手術方法

● 子宮の大きさ、経腟分娩歴によって手術方法が変わります。

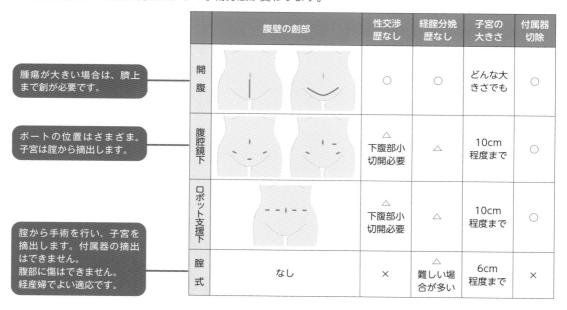

腫瘍が大きい場合は、臍上まで創が必要です。

ポートの位置はさまざま。子宮は腟から摘出します。

腟から手術を行い、子宮を摘出します。付属器の摘出はできません。腹部に傷はできません。経産婦でよい適応です。

	腹壁の創部		性交渉歴なし	経腟分娩歴なし	子宮の大きさ	付属器切除
開腹			○	○	どんな大きさでも	○
腹腔鏡下			△ 下腹部小切開必要	△	10cm程度まで	○
ロボット支援下			△ 下腹部小切開必要	△	10cm程度まで	○
腟式	なし		×	△ 難しい場合が多い	6cm程度まで	×

合併症リスク

● 出血…………………★☆☆
　（巨大腫瘍、癒着が強い場合は★★☆）
● 膀胱・尿管損傷…★★☆（癒着があれば★★★）
● 感染………………★★☆（腟断端感染に注意）

● 下肢静脈血栓……★☆☆
　（巨大腫瘍、悪性腫瘍の場合★★★）
● 手術時間…………★★☆（2 〜 3時間程度）
● 腸管損傷…………★☆☆（癒着があれば★★★）

■ 摘出検体写真

子宮のみ摘出

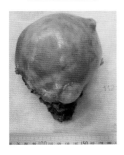

子宮・両側付属器摘出

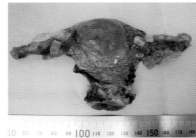

前から見たところ

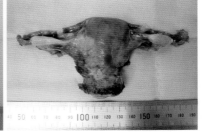

後から見たところ

🐾 看護のポイント（単純子宮全摘術）

1 術　前

● 未経妊あるいは未経産の子宮摘出予定患者を、妊婦と同じ病棟に入院させていませんか？

● 自然に閉経になって月経がなくなることと、子宮摘出で月経がなくなることを同じように考えている患者もいます。卵巣を温存すれば子宮を摘出しても女性ホルモンは低下しないということに対する理解を患者に確認しましょう。

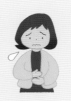

注意！ ベッドの配置
赤ちゃんの泣き声や妊婦に対して患者がどのような気持ちを持つのかを考え、配慮しましょう。ベッド配置に注意が必要です。

根拠 子宮摘出は女性のシンボルを取ることであり、女性でなくなる、ホルモンバランスが乱れると考えている患者もまだまだ多いものです。とくに未経妊の患者には、年齢にかかわらず十分すぎるぐらいの説明と精神的フォローを行うことが重要です。

2 手術当日

● 基本は婦人科に共通する術後の看護（p.71 ～ 74）を参照。

● 手術直後よりバイタルサインや術後出血（とくに腟断端からの出血）に注意します。

● 術式の違いによる疼痛コントロールの方法の違いを確認して、疼痛軽減をスムーズに行います。体位変換の工夫（腰痛などに対してクッションを提供するなど）を行います。

3 手術翌日

● 疼痛コントロールを行い、早期離床を促します。

注意！ 腟式手術は腹部に傷がなく痛みが軽度のように思えますが、腹腔内の侵襲は同じで下腹部の疼痛は強いことがあるので注意します。

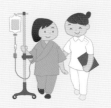

● 食事摂取可否の確認をします。

4 退院まで

● 腸閉塞予防のため、排便コントロールを行います。

> 🐾 創部・腹腔内感染における観察のポイント
> ☑ 発熱、腹痛の増強、帯下の異常など

> 🐾 遅発性の尿管・膀胱損傷、腸管損傷における観察のポイント
> ☑ 水腎症による側腹部痛、尿量減少、腹痛、腹部膨満など

5 退院指導

● 腹圧がかかる動作を避けるように指導します。
● 医師の許可があるまではシャワー浴のみで、浴槽に入れないことを説明します。
● 創部を清潔に保つように指導します。
● 腟断端離開に対する注意について説明します。 ───

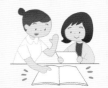

> 性生活について医師に確認を行い、指導します。

> **注意！** 腹腔鏡下での腟断端縫合は弱く、離開しやすいとされています。完全離開すると、なんと腟から腸管が脱出してきて、緊急手術が必要になります。2022年現在、術後3カ月は性交を禁じる病院が多いです。

● 発熱、腹痛、性器出血の増加がみられるときには、早期に受診するように
  指導します。

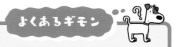

よくあるギモン

患者からよくある質問

● 「子宮を取ったあとは空洞になっているの？」
  もともと子宮は鶏卵大ほどで小さく、小腸・大腸に囲まれて存在しているため、子宮を取ってしまっても、小腸・大腸に覆われて空洞にはなりません。腫瘍で子宮が大きくなっていたのなら、手術で大きなものが取れて、押しのけられていた腸が元の状態に戻ると考えられます。

● 「卵巣を残しても、子宮を取ると月経はなくなるの？」
  卵巣を残しても、子宮がなくなると月経は起こりません。卵巣ホルモンは卵巣の血管内に分泌されて全身に働きます。子宮に対しても働こうとしますが、切除されてしまうと働くところがありません。また、ホルモンは全身で多くの働きをしますので、過多となることもありません。

⑥ 広汎性子宮全摘術

子宮頸部に病変のある子宮がんに対して行う手術で、"広汎性"の意味は、「子宮頸部周囲を幅広く」切除するということです。切除範囲には、骨盤リンパ節郭清を含みます。

☙ 手　術

- 術後の排尿障害の問題は、骨盤神経温存術式により軽減できます。症例によっては卵巣機能の温存や腹腔鏡下での手術が可能です。
- 腹腔鏡下やロボット支援下での広汎性子宮全摘術の予後が、開腹術によるものに比べて悪いということが示されました[1]。そのため現在は、子宮頸がんのステージ I B1の腫瘍径の小さな症例のみ腹腔鏡下手術での健康保険診療が認められています。ロボット支援下手術は現時点では認められていません。

■ 適応となる主な疾患

- 子宮頸がん、子宮体がん（頸部浸潤のあるもの）

■ 手術内容

❶ 骨盤リンパ節郭清
❷ 基靱帯（子宮支帯）の処理
❸ 骨盤神経温存処理
❹ 膀胱・尿管の剝離
❺ 腟の切断・子宮の摘出

- 子宮支帯とは、子宮頸部の前方、側方、後方を支える組織のことで、主に血管・神経・結合組織から構成されています。とくに、側方の子宮支帯を基靱帯といいます。
- これらの幅広い切除が"広汎性"ですが、手術では膀胱・尿管を剝離する必要があります。このとき、骨盤神経を温存する手技を加えます。

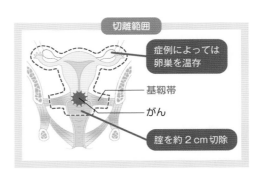

切離範囲

症例によっては卵巣を温存
基靱帯
がん
腟を約2cm切除

注目！

子宮頸部のがんを、周囲に余裕をもって切除することで、病変を残さないようにする="広汎性"、ということです。

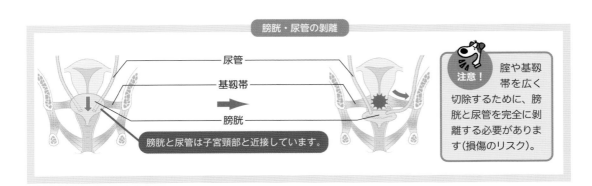

膀胱・尿管の剝離

尿管
基靱帯
膀胱
膀胱と尿管は子宮頸部と近接しています。

注意！　腟や基靱帯を広く切除するために、膀胱と尿管を完全に剝離する必要があります（損傷のリスク）。

■ 合併症リスク

- 出血……………………★★☆
  （巨大腫瘍、癒着が強い場合は★★★）
- 膀胱・尿管損傷…★★☆（癒着があれば★★★）
- 感染……………………★★☆（腟断端感染に注意）

- 下肢静脈血栓……★☆☆
  （巨大腫瘍、悪性腫瘍の場合★★★）
- 手術時間…………★★☆（3〜4時間程度）
- 腸管損傷…………★☆☆（癒着があれば★★★）

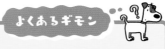

よくあるギモン

特徴的な広汎性子宮全摘術の合併症とは？
- 排尿障害：大なり小なり発生しますが、「骨盤神経温存広汎性子宮全摘術」が開発されてからは、その程度が軽減し、頻度も減りつつあります。排尿訓練、残尿測定のサポートが必要です。
- 膀胱・尿管損傷：電気メスなどによる熱損傷で、術後しばらくしてから発症することもあります。
- 下肢リンパ浮腫：術後放射線治療を行うと高頻度で発症します。

🐾 看護のポイント（広汎性子宮全摘術）

1 術　前

- 患者は外来で悪性の診断を受けて、かなり高度な技術を要する侵襲の大きな部類の手術が必要であると言われて入院しています。排尿障害、リンパ浮腫などの手術の合併症に対して大きな不安を抱かえていることをしっかりと理解しておきましょう。

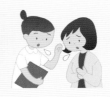

 注目！

疾患や手術への不安も大きいため、事前に骨盤神経温存適応の有無、リンパ節郭清の範囲、センチネルリンパ節生検適応の有無、卵巣温存の可否を把握したうえで、思いを表出しやすい場所でアナムネや手術説明をしましょう。

2 手術当日

- 基本は婦人科に共通する術後の看護（p.71〜74）を参照（状態によってはICU収容の可能性があります）。
- 麻酔や手術の時間が長く、全身麻酔と硬膜外麻酔を併用することが多いため、麻酔の副作用に対する症状緩和、疼痛コントロールを行います。

 注意！ 同一体位による苦痛の緩和と、深部静脈血栓や褥瘡の予防に努めます。

3 手術翌日

- 疼痛コントロールを行い、早期離床を促します。
- 抗凝固薬の開始に留意します。

 注意！ 硬膜外麻酔を使用している場合、下肢のしびれなどがないかを第一歩行の際に観察します。

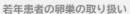

若年患者の卵巣の取り扱い
卵巣を温存するときに、術後に放射線治療が必要である可能性があれば、放射線の骨盤照射野外に卵巣を移動させておかないと、卵巣も放射線で焼かれてしまいます。したがって、このようなときには骨盤内の、かなり頭側に移動させたり、片方だけを側腹部の皮下に移動させたりします。卵巣の血管はとても長いので、この血管を剥離すれば動かせるのです。皮下に移動させると、排卵のときに腫れたりしますが、新たな病気になっても発見しやすく、対処もしやすいです。

4 退院まで

- リンパマッサージ導入の相談を行います。
- 膀胱機能障害が起こる可能性があり、術後1週間は尿道バルーンカテーテルを留置します。尿道バルーンカテーテル抜去後は医師の指示どおり残尿測定を行います（一般的には、残尿量が50〜100mL以下となるまで、測定を継続）。尿意を感じる神経と排尿する神経は別と考えられ、尿意はあるのに尿が出ない、尿意はないが尿は出るといった場合もあります。2週間ほど経過しても自尿の量が導尿の量をなかなか超えないときは、早めに清潔簡潔自己導尿（CIC；clean intermittent catheterization）に移行するほうがよいとされています。
- 焦って怒責を加えて排尿するようになると、尿管逆流現象を起こしたりという悪影響が出るので、焦って怒責排尿をしないように精神的なサポートが必要になります。CICを続けているうちに、自尿が自然に増加してくる場合も多く見られます。
- 排尿を改善するための薬剤、たとえば膀胱の収縮力を高めるジスチグミン臭化物（ウブレチド®）、尿道抵抗を減らすα-ブロッカーが処方されることもあります。
- 自尿と導尿の合計量が500mLを超えないように、飲水指導をしましょう。500mLを超えると膀胱が過伸展してしまい、手術で脆弱になった部分に悪影響が出るからです。

イレウス、塞栓症、創部・腹腔内感染における観察のポイント
- ☑ 発熱、腹痛の増強など
- ☑ 帯下の異常としてリンパ液流出、膀胱／尿管腟瘻発生による尿流出に注意する。
- ☑ 帯下の尿臭の有無に注意する。

導尿時の尿量チェック表の例

日 付	時 間	自尿(mL)	導尿(mL)	メ モ
1／17	14：20	200		
	15：00	100	200	
	19：00	100	120	
	23：00	80	170	
1／18	1：50	200		
	2：30	200		尿量の合計に注意しましょう。
	4：20	200		
	6：00	350	100	

5 退院指導

- 腹圧がかかる動作を避けるように指導します。
- 生活上の注意点やリンパマッサージの継続について指導します。
- 排尿は少なくとも、3時間ごとに行うように指導します。

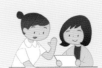

注意！ 自己導尿はせずに退院する場合でも、退院後に排尿量が大幅に減少したときには、病院に連絡するように説明します。

子宮頸がんに対して行う手術ですが、妊孕性を温存します。広汎性子宮全摘術(p.97～99参照)に準じていますが、そのうち、子宮頸部の頭側の一部と体部を温存する手術です。骨盤リンパ節郭清を含みます。

🐾 手 術

● 術後の排尿障害が問題ですが、骨盤神経温存術式により軽減できます。
● 症例によっては、腹腔鏡下での手術も可能です。

適応となる疾患

● 強い妊孕性温存希望のある若年患者の子宮頸がん(腫瘍の頭側への浸潤が浅いもの)

手術の手順

❶ 骨盤リンパ節郭清
❷ 基靱帯(子宮支帯)の処理
❸ 骨盤神経温存処理
❹ 膀胱・尿管の剥離、子宮動脈温存
❺ 腟の切断・子宮頸部の摘出
● 子宮動脈温存以外は、広汎性子宮全摘術と同様
　の処理です(p.97参照)。

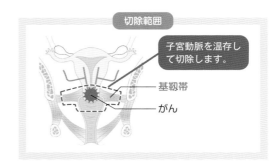

切除範囲

子宮動脈を温存して切除します。

基靱帯

がん

注目！

子宮頸部の長さはおよそ3cm強なので、腫瘍の浸潤が1cmまでなら、1cmの余裕をもって頸部を切断すれば、頸部を残り1cm温存できることになります。

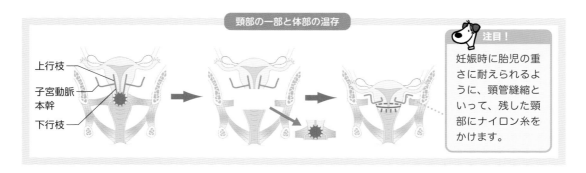

頸部の一部と体部の温存

上行枝

子宮動脈
本幹

下行枝

注目！

妊娠時に胎児の重さに耐えられるように、頸管縫縮といって、残した頸部にナイロン糸をかけます。

合併症リスク

● 出血……………………★★★
　(巨大腫瘍、癒着が強い場合は★★★)
● 膀胱・尿管損傷…★★☆(癒着があれば★★★)
● 感染………………★★☆(腟断端感染に注意)

● 下肢静脈血栓……★★☆
● 手術時間…………★★★(5～6時間程度)
● 腸管損傷…………★☆☆(癒着があれば★★★)

これも覚えておこう！

特徴的な広汎性子宮頸部摘出術の合併症
- 排尿障害、膀胱・尿管損傷、下肢リンパ浮腫：広汎性子宮全摘術の合併症と同様です（**p.97参照**）。
- 頸管狭窄：残した頸部の治癒過程で、頸管狭窄が起こりやすくなります。予防のために、術後しばらく頸管にカテーテル（ネラトンカテーテルなど）を留置します。

> 頸管とは、内子宮口と外子宮口の間の通路のことです。

🐾 広汎性トラケレクトミーの適応

- 特殊な手術であり、妊娠についてもほとんどは不妊治療が必要となります。
- 妊娠後は長期の安静が必要です。

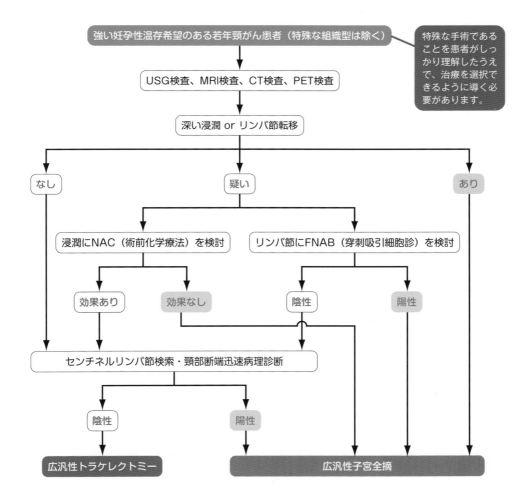

🐾 看護のポイント（広汎性子宮頸部摘出術）

- 広汎性子宮全摘術の看護のポイントと同様です（**p.98 ～ 99参照**）。

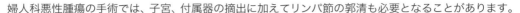

⑧ リンパ節郭清

婦人科悪性腫瘍の手術では、子宮、付属器の摘出に加えてリンパ節の郭清も必要となることがあります。

🐾 手 術

▤ 適応となる主な疾患と郭清部位（範囲）

- 子宮頸がん：骨盤リンパ節郭清
- 子宮体がん、卵巣がん：骨盤・傍大動脈リンパ節郭清
- 外陰がん：鼠径リンパ節郭清

▤ 目 的

- 診断：リンパ節転移の病理診断を行い、進行期、術後治療方針を決定します。
- 治療：リンパ節郭清が予後の改善につながると一般的には考えられていますが、実はいまだ議論の多いところです。

▤ 手術内容

 注目！

リンパ節は血管周囲の脂肪組織内に多数存在しており、血管から組織を剥がすように郭清していきます。

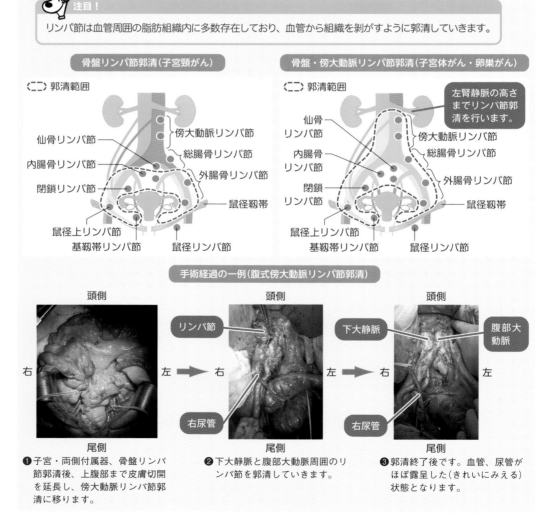

骨盤リンパ節郭清（子宮頸がん）

`[⎯⎯]` 郭清範囲

- 仙骨リンパ節
- 内腸骨リンパ節
- 閉鎖リンパ節
- 鼠径上リンパ節
- 基靱帯リンパ節
- 傍大動脈リンパ節
- 総腸骨リンパ節
- 外腸骨リンパ節
- 鼠径靱帯
- 鼠径リンパ節

骨盤・傍大動脈リンパ節郭清（子宮体がん・卵巣がん）

`[⎯⎯]` 郭清範囲

左腎静脈の高さまでリンパ節郭清を行います。

- 仙骨リンパ節
- 内腸骨リンパ節
- 閉鎖リンパ節
- 鼠径上リンパ節
- 基靱帯リンパ節
- 傍大動脈リンパ節
- 総腸骨リンパ節
- 外腸骨リンパ節
- 鼠径靱帯
- 鼠径リンパ節

手術経過の一例（腹式傍大動脈リンパ節郭清）

頭側　右　左　尾側

頭側　リンパ節　右尿管　右　左　尾側

頭側　下大静脈　腹部大動脈　右尿管　右　左　尾側

❶子宮・両側付属器、骨盤リンパ節郭清後、上腹部まで皮膚切開を延長し、傍大動脈リンパ節郭清に移ります。

❷下大静脈と腹部大動脈周囲のリンパ節を郭清していきます。

❸郭清終了後です。血管、尿管がほぼ露呈した（きれいにみえる）状態となります。

手術方法

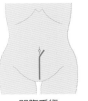
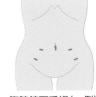
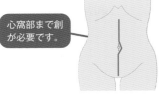
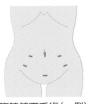

骨盤リンパ節郭清

開腹手術　　腹腔鏡下手術（一例）

傍大動脈リンパ節郭清

心窩部まで創が必要です。

開腹手術　　腹腔鏡下手術（一例）

合併症リスク

- 出血……………………★★★
- 膀胱・尿管損傷…★★☆
- 感染……………………★★★
- 下肢静脈血栓……★★★
- 手術時間…………★★★
- 腸管損傷…………★☆☆

リンパ節郭清に伴う合併症

手術後 数カ月後 数年後	リンパ浮腫	・下腹部〜大腿〜下腿などにむくみが出現します。手術の直後は外陰や下腹部に出現することがあり、さらに数カ月から数年後にも起こる合併症です。悪化を防ぐためにリンパマッサージを行ったり、弾性ストッキングを着用したりします。
手術後	リンパ漏	・リンパ液が腹腔内に貯留します。多量にたまる場合は、ドレナージや絶食による加療が必要です。 ・腟断端から流出があり、膀胱腟瘻などとの鑑別が必要な場合があります。　注目！ 尿漏れのように多量に出ることがあります。
数カ月後	リンパ嚢胞	・リンパ液が嚢胞のように腹腔内に貯留した状態です。 注意！ 小さいものであれば経過観察が可能です。リンパ嚢胞感染に注意する必要があります。　発熱のみが症状の場合もあります。　抗菌薬が効きにくく、治療に時間を要することが多いです。 ・自然に縮小していくことが多いです。
数年後	蜂窩織炎	・リンパ浮腫があると発症しやすくなります。予防のために指導（次ページ参照）が大切です。

毛ぞりなどで脚に細かな傷をつけると、皮膚の常在菌が感染しやすくなるので、指導が必要です。

これも覚えておこう！

センチネルリンパ節生検も研究が進んできています

- センチネルリンパ節（SLN）はリンパ節の中で初めに転移が起こると考えられるリンパ節のことです。SLNに転移がなければ、その他のリンパ節には転移がないと考えられます。
- SLNを術中に摘出し、迅速診断で転移陰性であれば、その他のリンパ節郭清を省略する試みもなされています。
- SLNの検出方法には、RI法、色素法、蛍光法などがあり、それらを組み合わせて行うことが多いです（p.91も参照）。

子宮頸がんでの
SLN検出（RI法）

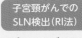
手術中にガイガーカウンターでSLNを同定します。

リンパシンチグラフィー

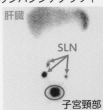
肝臓
SLN
子宮頸部

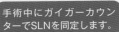
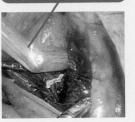

🐾 看護のポイント（リンパ節郭清後に起こるリンパ浮腫）

1 術　前

- リンパ浮腫は、リンパ管の障害があるために腕や足がむくむ症状です（婦人科の場合、下腹部～大腿～下腿に出現します）。
- 発症の仕方には個人差があります。術直後、あるいは数年後、数十年後に発症することもあります。

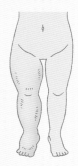

> 🐾 **リンパ浮腫発生リスク把握のための情報収集ポイント**
>
> ☑ 患者それぞれでリンパ浮腫の発生するリスクが違うので、まず患者とともに以下のリスク把握を行いましょう。
> ☑ リンパ節郭清が骨盤内だけか、傍大動脈に及ぶのか、あるいはセンチネルリンパ節生検部位のみにとどまったのか、子宮の摘出方法が単純摘出か広汎性摘出か。
> ☑ 放射線治療の有無

 注意！ 骨盤放射線照射をすると、リンパ浮腫のリスクが一段と高まります！

2 治療とケア

- むくみを改善し、その状況を維持させることを目的に行います。
  - ❶ スキンケア
  - ❷ リンパドレナージ
  - ❸ 圧迫療法
  - ❹ 運動療法

 注目！
ドレナージなど手技を確立するのは1回では困難です。退院後はリンパ浮腫外来など、サポート体制について説明しましょう。

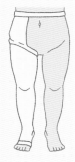

- リンパ浮腫を発症していない状態でも、❶のスキンケアを行っておくことが予防を行ううえでは大切です。
- ❷～❹については、実際にリンパ浮腫の診断が下ってから実施します。

3 患者指導のポイント（スキンケアと日常生活の注意点）

- けがなどから細菌がリンパ系に入り、リンパ管炎、リンパ嚢胞炎を起こすため、感染予防が大切です。
- 保湿を行って乾燥を防止し、毎日皮膚の観察を心がけるように指導しましょう。
- 下肢のカミソリによる毛ぞりや、ナイロンタワシなどによる強い擦過はやめるように指導しましょう。
- 衣服は締め付けの強いものは避け、ゆとりのあるサイズの物を選ぶように指導しましょう。
- 長時間の同一姿勢や圧迫する姿勢は避けてもらいましょう。
- 疲れが出る前に休養をとるように指導しましょう。
- 休む際は膝から下にクッションを敷いて、下肢を高くするように指導します。

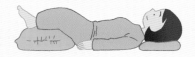

⑨ 子宮頸部円錐切除術

子宮頸部円錐切除術(以下、円切と略すことあり)は、子宮頸部の前がん状態(異形成)や初期の子宮頸がんの切除です。

🐾 手術

適応となる主な疾患と郭清部位(範囲)

- 子宮頸部高度異形成、子宮頸がん(微小浸潤癌まで)

手術内容

- 病変の存在する子宮腟部を一部切り取りますが、子宮体部は残るので妊孕性を温存できる手術です。治療目的で行う場合と検査目的で行う場合があります。
- 切り取る方法は、病巣の面積的な広がりがさほど広くなければ、LEEP (loop eletrosurgical excision procedure)(日本では下平式という器械を使うこともある)という機器による切除、あるいは広がりが大きければ従来のコールドメス(普通のメスのこと)や普通の電気メス、あるいは超音波メスを使った円錐切除を行います。
- 臨床進行期分類の微小浸潤癌(ⅠA1・ⅠA2期)では、主に診断を行うために必要な検査です。高度異形成(CIN3)や挙児希望の微小浸潤癌ⅠA1期までで、十分取り切れていれば、治療とすることができます。

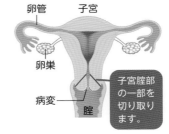

卵管　子宮　卵巣　病変　腟

子宮腟部の一部を切り取ります。

よくあるギモン

どうして円錐形に切り取るの?
- 異形成や上皮内癌は子宮の"上皮"の病変です。
- 効率的に上皮の部分を摘出するためには円錐形がよいのです。Aのように円錐形で切除すれば、Bのように立方体で切り取るよりも妊娠時に胎児が下がらないように支えとなってくれる頸部の間質組織の切除を最小限に抑えることができます。

切除範囲

A　余分なところの切除が少ない　B　多い

切除範囲の決定

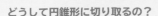

- 子宮腟部を拡大鏡で確認するコルポスコピー検査の所見(p.33参照)、年齢、組織型などを参考に切除範囲を決定します。

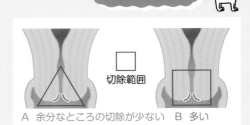

子宮腟部の腟鏡でのコルポスコピー所見

移行帯は、円柱上皮と扁平上皮が切り替わる部分で、病変の好発部位です。加齢に伴って頸管内に移動します。

移行帯　外子宮口　円柱上皮　扁平上皮

外陰から腟、そして子宮腟部の一部は扁平上皮です。

浅い円錐　　深い円錐

■ 手術方法

● 電気メスや超音波メスを使用して子宮腟部を切り取ります。

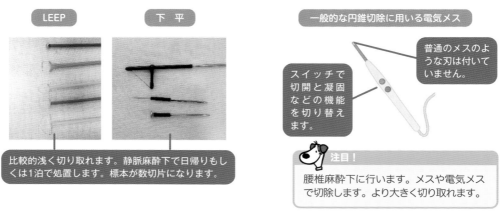

LEEP　　　下 平

比較的浅く切り取れます。静脈麻酔下で日帰りもしくは1泊で処置します。標本が数切片になります。

一般的な円錐切除に用いる電気メス

スイッチで切開と凝固などの機能を切り替えます。

普通のメスのような刃は付いていません。

 注目！

腰椎麻酔下に行います。メスや電気メスで切除します。より大きく切り取れます。

 注意！

月経直前、あるいは月経時には子宮への血流が増加し、術中出血量が増加したり、術後の再出血が起こりやすくなったりするので、円切は避けたほうが無難です。

これも覚えておこう！

円錐切除術後の帯下（たいげ）の減少、頸管狭窄
● 円錐切除術後には、帯下（頸管粘液）を生産する子宮頸部の組織を失うことで帯下が減少することあります。
● 帯下には雑菌を洗い流す役割があるほか、排卵時に増加することで、精子が子宮内に遊泳して入ってくるのを助ける役割があります。このため、自然妊娠がしづらくなることもあるとされています。
● 円切でも大きな／深い切除をすると、頸管狭窄が起こる場合があります。円錐の高さが1cmを越えると有意に増えるというデータがあります。
● 円切後は、妊娠時に早産リスクが高まります。

■ 合併症リスク

● 出血……………………★☆☆　　● 感染………………………★☆☆　　● 手術時間…………★☆☆
● 膀胱・尿管損傷…★☆☆　　● 下肢静脈血栓……★☆☆　　● 腸管損傷…………☆☆☆
● 性器出血…………★☆☆

■ 摘出検体写真

LEEP標本

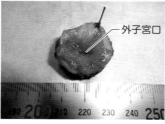

一般的な円錐切除標本

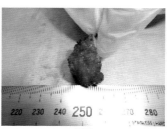

外子宮口

側面

🐾 看護のポイント（子宮頸部円錐切除術）

1 術　前

● 比較的若い人の子宮頸部異形成のために行われることが多い。妊孕性の維持や今後の妊娠に対する不安が強いため、精神的フォローが必要です。

注意！ 診断を行うための円錐切除では、1～2週間後の病理検査の結果で、次の手術の有無が決まります。結果がわかるまでの「心配でたまらない」という心理的なストレスを理解しましょう。

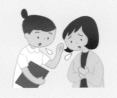

2 手術当日

● 基本は婦人科に共通する術後の看護（p.71～74）を参照。

注意！ LEEPの麻酔は静脈麻酔と局所麻酔であり、意識の回復レベルに注意します。
止血のため腟内ガーゼが挿入されていることが多いのですが、性器出血の量や性状に注意します。

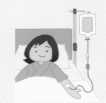

🐾 一般的な円錐切除における観察のポイント

☑ 腰椎麻酔により下半身が運動麻痺・知覚鈍麻の状態（ほとんど痛みがないか、あっても軽い月経痛の痛み程度）で病室に帰室するため、知覚の回復を観察していきます。

3 手術翌日

● 大半が翌日退院であるため、早期離床を促します。
● ただし、腰椎麻酔後の頭痛（クモ膜下腔穿刺の併発症として発生する頭痛）に注意が必要です。もし発生すれば、回復に約1週間かかります。

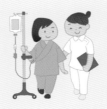

4 退院指導

● 腟内ガーゼを抜去して退院するため、鮮血の性器出血が連日続くようであれば、病院に連絡するように指導します。
● 術後は性器出血が問題となります。2～3日はとくに安静が必要です。また1～2週間は遠出は避けたほうがよいということを伝えておく必要があります。

注意！ 術後の痛みがあまりなく、創部も見えないため動き過ぎてしまって出血の原因になることがあるので、注意します。

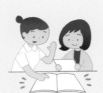

⑩ 子宮筋腫核出術

子宮から子宮筋腫のみを摘出します。子宮筋腫による症状が強い人や子宮筋腫が大きい人、また今後、妊娠を望む人に行います。

🐾 手　術

📗 適応となる主な疾患

- 子宮筋腫

📗 手術内容

❶ 術　前

- 超音波検査やMRI検査で子宮筋腫の位置やサイズを評価します。

❷ 実際の手術

- 血管収縮を促して出血を抑えるために、切開予定部にピトレシン®を注入します。
- あるいはターニケットという鉢巻きで子宮動脈のある頸部を締め付けて血流を減らしてから、摘出します。

❸ 術　後

- 術後半年で、子宮はほぼ正常の形態になります。

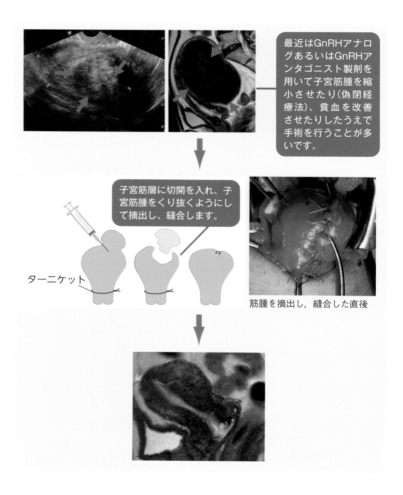

最近はGnRHアナログあるいはGnRHアンタゴニスト製剤を用いて子宮筋腫を縮小させたり（偽閉経療法）、貧血を改善させたりしたうえで手術を行うことが多いです。

子宮筋層に切開を入れ、子宮筋腫をくり抜くようにして摘出し、縫合します。

ターニケット

筋腫を摘出し，縫合した直後

これも覚えておこう！

子宮を温存する年齢
- 子宮温存には年齢が重要な因子です。妊娠可能な年齢が対象の手術になります。43歳頃までに制限している施設が多いです。

📋 手術方法

● 子宮の大きさ、子宮筋腫の個数、部位によって手術方法が変わります。

開 腹

注目！
サイズが大きなものや多発しているものは、出血量や手術時間を考慮して開腹手術になります。

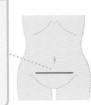

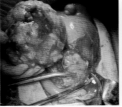

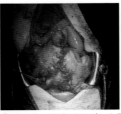

❶ 直視下で筋腫を子宮からくり抜きます。

❷ 核出後は子宮がいびつな形になりますが、時間とともに正常の形に戻ります。

腹腔鏡下

ポートの位置はさまざまです。

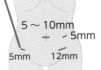

5〜10mm
5mm
5mm
12mm

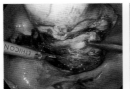

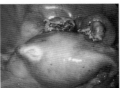

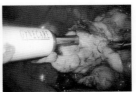

❶ 腹腔内で子宮から筋腫をくり抜きます。

❷ 子宮切開創の縫合も腹腔内で行います。

❸ 小さな傷から筋腫を搬出できないので、モルセレーターという器械を用いて細かくして出します。

まめちしき　マニピュレーター

● 腹腔鏡下手術では、使う鉗子の数が限られるため、子宮の位置を動かすのに、経腟的に子宮内に挿入して、子宮の方向を自由に動かせるマニピュレーターという器具を使用することが多いです。

📋 合併症リスク

● 出血………………★★☆
● 膀胱・尿管損傷…★☆☆
● 感染………………★☆☆

● 下肢静脈血栓……★☆☆（巨大腫瘍、悪性腫瘍の場合★★☆）
● 手術時間…………★★☆
● 腸管損傷…………★☆☆（癒着があれば★★☆）

📋 摘出検体写真

開腹による摘出筋腫

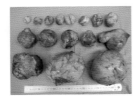

腹腔鏡下による摘出筋腫

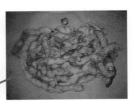

モルセレーターを使うと、このように細長くして摘出できます。

🐾 看護のポイント（子宮筋腫核出術）

1 術 前

- 過多月経や鉄欠乏性貧血を伴うことが多いため、日常生活に支障があったのか、また鉄剤やホルモン剤の使用の有無などについて情報収集が必要です。

注目！
偽閉経療法を施行していれば、ホットフラッシュや関節痛、ときには全身倦怠感を訴えていることがあります。

2 手術当日

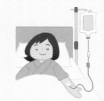

- 基本は婦人科に共通する術後の看護（p.71～74）を参照。
- 手術方法が開腹か腹腔鏡下かによって、疼痛コントロールの方法が異なるので再確認します。
- 核出の際に、子宮腔が開放されたときには、術後の性器出血が多くなることがあります（核出部の出血が子宮内腔に流れ出るため）。
- さらに腹腔鏡では、マニピュレーターという器具を子宮内に挿入して、子宮を動かしているので、性器出血が起こることがあります。

注意！ 筋腫は血流が多いため、核出後にバイタルサインに異常があれば、核出部での出血を疑う必要があります。意外に出血が多い手術であることを認識して、対応する必要があります。

3 手術翌日

- 術前に貧血がある場合、術後の採血データで貧血に関する値を確認し、離床時にふらつきなどがないかを注意深く観察しながら介助を行います。

4 退院まで

- 腸閉塞の予防のために排便コントロールを行います。

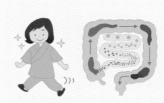

> 🐾 創部感染や腹腔内感染における観察のポイント
> ☑ 発熱、腹痛の増強、帯下の異常など

5 退院指導

- 開腹手術では、腹圧がかかる動作を避けるように指導します。
- 開腹手術では、医師の許可があるまではシャワー浴のみで、浴槽に入れないことを説明します。

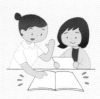

注目！
今後、早めの妊娠を希望している患者には、妊娠可能時期を医師に確認します（不妊治療を予定しているときも、その受診可能時期を確認します）。

⑪ 子宮鏡下手術

子宮鏡とは子宮の内視鏡のことで、子宮内を観察するだけではなく、電気メスで腫瘍(瘤)の切除もするので、レゼクトスコープともよびます。また、行われる処置のことを経頸管的切除(TCR；trans-cervical resection)といいます。

🐾 手 術

■ 適応となる主な疾患

● 粘膜下筋腫、子宮内膜ポリープ、子宮奇形、胎盤遺残など

ラミナリア桿

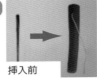

挿入前　　挿入後

■ 手術前日処置

● 子宮口が開いていないので、ラミナリア桿(海藻の根からつくられた長さ6～8cmの円柱状の棒)を挿入し、12～24時間で水分を吸収することで膨張させ、子宮口を開きます。

● もう少し急速に開きたいときは、ダイラパン®(親水性ポリマーをベースにした器具)やラミセル®を使うこともあります。

> 🐶 注目！
> 抜けないように腔内にガーゼも挿入しますが、水分が必要なのでガーゼを少し濡らします。

■ 手術方法

● 子宮の大きさ、腫瘍の個数、部位によって手術方法が変わります。

 術前

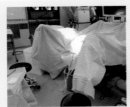
❶手術は砕石位で行います。

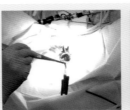
❷前日に入れたラミナリア桿を抜去します。

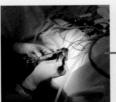
❸ヘガールで頸管拡張を行います。

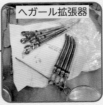
ヘガール拡張器

 術中

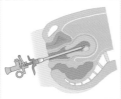

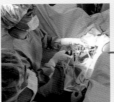
❹子宮鏡を挿入し、灌流液で子宮内腔を拡張して観察します。

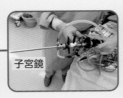
子宮鏡

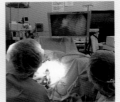
❺腫瘍を切除し、凝固止血します。

> 注意！
> ● 子宮は前屈や後屈がみられることが多いので、鉗子で子宮腟部を牽引して子宮をまっすぐにしてから、ゾンデで子宮内腔の長さをみます。未経産婦や、経産婦でも帝王切開でしか出産していない場合は子宮口は狭いです。
> ● ラミナリア桿挿入時に子宮筋にラミナリア桿を突き刺して、穿孔を引き起こすことがあるので、疼痛の訴えが強いときは注意が必要です。その状態で手術になると、子宮鏡を穿孔部に入れてしまうこともあるのです。

📋 合併症リスク

- 出血……………………★☆☆
- 感染……………………★☆☆
- 下肢静脈血栓……★☆☆
- 子宮穿孔……★★☆（帝王切開既往、未経産婦では★★★）
- 水中毒…………★★☆
  （手術時間や灌流液のin-outによっては★★★）

📋 合併症

子宮穿孔

- 頸管拡張やレゼクトスコープによって子宮に穴を開けてしまう合併症です。
- 未妊婦や、帝王切開の既往があったり、産褥の患者の場合、起こりやすいとされています。

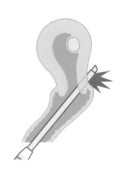

注意！ 子宮穿孔を起こした場合、経過観察のみで自然治癒することがほとんどですが、損傷修復のために開腹手術が必要になることもあります。その場合、術後の看護も開腹手術の看護に変わるため、注意が必要です。まれに腸管損傷を合併することもあります。

水中毒

- 術後に低ナトリウム血症をきたし、全身の浮腫、悪心、嘔吐、血圧低下、頭痛などの症状が現れる合併症です。
- 腫瘍などの切開の際、電気メスで静脈が切断され、そこから灌流液 3% D-ソルビトール（ウロマチック®）が血管内に流入し、全身浮腫と血液希釈が起こり、脳細胞へも水分が移行して水中毒が発症するとされています。
- 長時間の手術や灌流液のin-outに差があるときに起こりやすいため、術後に手術時間や灌流液のin-outを確かめることが重要です。

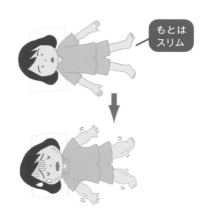

もとはスリム

注意！ 実質の手術時間が1時間を超えるものでは注意が必要です。

子宮鏡下手術のメリットとデメリット	
メリット	・お腹に傷はできません。 ・侵襲が少なく、回復が早いです。 ・術後、妊娠と経腟分娩が可能です。
デメリット	・適応症が限られています。巨大な腫瘍には難しいです。 ・子宮穿孔や水中毒という、特有の合併症があります。

摘出検体写真

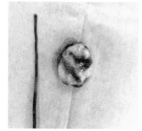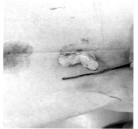

🐾 看護のポイント（子宮鏡下手術）

1 術　前

- 病状、既往歴、合併症の情報収集を行い、頸管拡張に対するリスクを把握します（帝王切開既往、経妊回数）。
- 医師からの説明に対する反応や理解度を確認します。
- 外陰部の体毛処置（毛をカットする）を行います。

注意！
- ラミナリア桿挿入時、挿入後の疼痛に注意します（高度な場合、穿孔を疑います）。
- 夜間に頸管拡張による下腹部鈍痛が起こることがあるので注意します。
- ラミナリア桿と、それを圧迫するガーゼが自然脱出することがあります。再挿入するのかどうかについて医師への確認が必要です。

2 手術当日

- 術中合併症の有無、術中出血量、手術時間、灌流液のin-outを把握します。
- 身体全体の浮腫の有無（水中毒）を観察します。
- 術直後は、外陰部には性器出血とともに灌流液の流出があります。
- バイタルサイン（意識レベル、血圧、脈拍、酸素飽和度、尿量や尿の色）の変動に注意します。
- 深部静脈血栓症（DVT）を予防します（p.69参照）。
- 飲水摂取の可否を確認します。

注意！ 水中毒はなくても、卵管を通じて腹腔内に灌流液が流れ込み、腹部膨隆を生じることがあります。

3 手術翌日

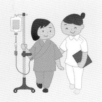

- 退院に向けて離床を促します。
- 食事摂取の可否を確認します。

4 退院まで

- 腰椎麻酔の場合、麻酔の合併症である腰椎穿刺後頭痛の出現に注意します。

5 退院指導

- 医師の許可があるまではシャワー浴のみで、浴槽に入れないことを説明します。

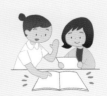

注意！ 発熱、腹痛、性器出血の増加がみられるときには、早期に受診するように指導します。

⑫ 卵巣腫瘍核出術

🐾 手　術

📑 適応となる主な疾患

● 卵巣腫瘍（良性腫瘍が疑われるとき）

📑 手術内容

● 卵巣腫瘍を正常卵巣より剥離します。
● 腹腔鏡下手術には、腹腔内で腫瘍を摘出する体内法と腹腔外で摘出する体外法があります。

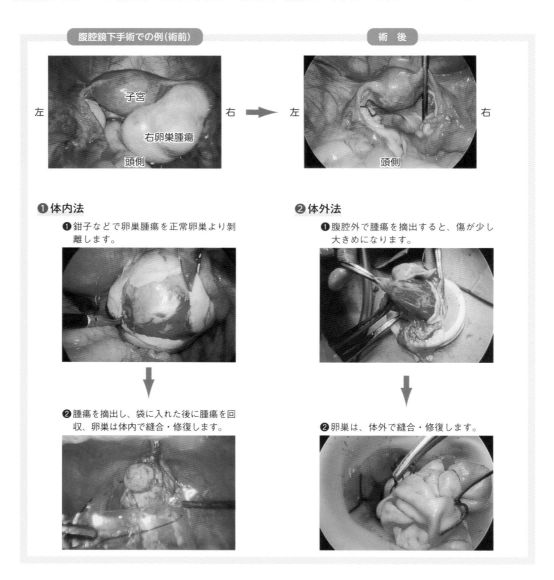

腹腔鏡下手術での例（術前）

左　子宮　右卵巣腫瘍　頭側　右

術　後

左　頭側　右

❶ 体内法

❶ 鉗子などで卵巣腫瘍を正常卵巣より剥離します。

❷ 腫瘍を摘出し、袋に入れた後に腫瘍を回収、卵巣は体内で縫合・修復します。

❷ 体外法

❶ 腹腔外で腫瘍を摘出すると、傷が少し大きめになります。

❷ 卵巣は、体外で縫合・修復します。

手術方法

● 卵巣腫瘍の大きさによって手術方法は変わります。

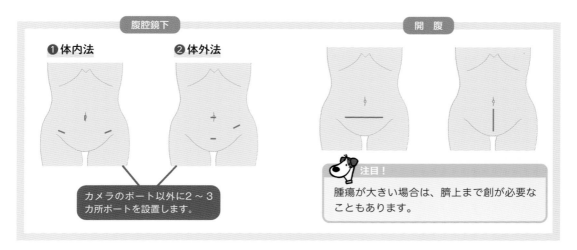

合併症リスク

● 出血……………………★☆☆
● 膀胱・尿管損傷…★☆☆
● 感染……………………★☆☆
● 下肢静脈血栓……★☆☆（巨大腫瘍、悪性腫瘍の場合★★☆）
● 手術時間…………★☆☆
● 腸管損傷…………★☆☆（癒着があれば★★☆）

摘出検体写真

成熟嚢胞性奇形腫

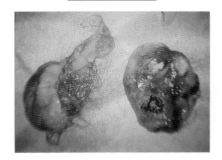

漿液性嚢胞腺腫

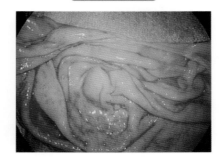

🐾 看護のポイント（卵巣腫瘍核出術）

1 術　前

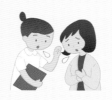

- 卵巣腫瘍は一般に無症状なので、卵巣嚢腫と診断を受けた経緯について情報収集を行います。
- 40歳前後で、卵巣腫瘍の状態によっては腫瘍のみの核出か、付属器（卵巣、卵管）摘出かが選択されることがあります。術中に判断されることもあるので、医師に確認します。

2 手術当日

- 基本は婦人科に共通する術後の看護（p.71 〜 74）を参照。
- 腫瘍のみの核出になったのか、付属器摘出になったのかの確認をします。それに対する患者の不安について精神的フォローを行います。

> **注意！** 腹腔内の出血
> 腫瘍のみの核出は小さな手術のように思いますが、腹腔鏡下では核出部の最深部での止血が不十分であれば、腹腔内で出血することがあります。卵巣への血流は大動脈から来ていることを忘れずに！　バイタルサインのチェックは基本です。

3 手術翌日

- どんな小さな手術でも、腹腔内出血ということが起こりうるので、顔色、眼瞼結膜、採血のチェックをし、問題がなければ疼痛コントロールを行い、早期離床を促します。
- 卵巣を一部摘出しているため、早期に消退出血という性器出血（女性ホルモン値が少し低下することで子宮内膜が剝がれて起こる出血）が起こる可能性があることを説明します。

4 退院まで

- 腸閉塞予防のため、排便コントロールを行います。

5 退院指導

- この手術は、基本的に良性の腫瘍に対して行われますが、「今回はどのような種類の腫瘍で、今後のホルモン治療は必要なのか」「妊娠・出産への影響はないのか」という点について患者の理解度を確認し、指導します。

 注意！ 最終病理診断で間違いなく良性であったことを確認することも必要です。

- 3カ月以上月経が起こらなければホルモンバランスが乱れている可能性があるため、医師に相談するように指導します。

⑬ 付属器（卵巣・卵管）切除術

■ 適応となる主な疾患

● 境界悪性、悪性が疑われる卵巣腫瘍、卵管腫瘍、癒着が高度な付属器腫瘍、あるいは比較的高齢の患者の良性卵巣腫瘍

🐾 手　術

■ 手術方法と手術内容

❶ 腹腔鏡下

● 卵巣提索・卵巣固有靱帯を切除し、卵巣・卵管を摘出します。

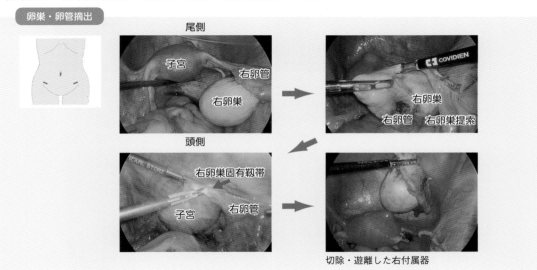

卵巣・卵管摘出

尾側

子宮　右卵管　右卵巣

頭側

右卵巣　右卵管　右卵巣提索

右卵巣固有靱帯　子宮　右卵管

切除・遊離した右付属器

❷ 開　腹

● 腫瘍が大きい場合は、臍上まで創が必要なこともあります。

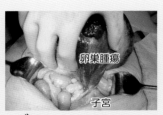

卵巣腫瘍茎捻転

卵巣腫瘍　子宮

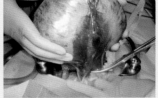

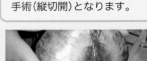

🐕 **注目！**

悪性腫瘍が疑われる際には開腹手術（縦切開）となります。

🐕 **注目！**

茎部の捻転により付属器への血流が遮断され、卵巣は壊死して茶褐色になっています。妊孕性温存が必要な場合、捻転を解除して血流が改善し、色が戻れば腫瘍のみの摘出ですむことがあります。

■ 合併症リスク

- 出血………………★☆☆
- 膀胱・尿管損傷…★☆☆
- 感染………………★☆☆
- 下肢静脈血栓……★☆☆（巨大子宮腫瘍の場合★★☆）
- 手術時間…………★☆☆
- 腸管損傷…………★☆☆（癒着があれば★★☆）

■ 摘出検体写真

漿液性嚢胞腺腫 ── 基本的にはひとつの房からできています。

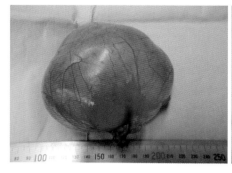 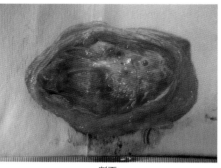

割面

粘液性嚢胞腺腫 ── 多房性です。

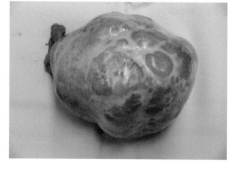 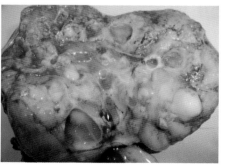

割面

線維腫 ── 硬い充実性の腫瘍です。

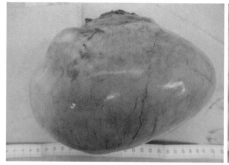 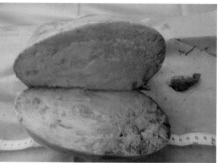

割面

🐾 看護のポイント（卵巣摘出術）

1 術　前

- 良性／悪性についての心配があるときは、病状と理解についての再確認を行います。
- 若年患者では片側の付属器摘出による妊孕性への影響に対する理解について確認し、挙児希望の確認もあわせて行います。片側の付属器のみでの妊娠は十分可能です。精神的フォローを行うことが重要です。

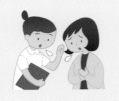

2 手術当日

- 基本は婦人科に共通する術後の看護（p.71 ～ 74）を参照。
- 子宮にマニピュレーターを装着して手術する場合があり、このときは装着による性器出血が起こることがあります。

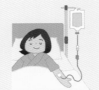

注意！ 卵巣が高度に腫大していると創部も大きくなるため、疼痛コントロールと術後出血に注意が必要です。

3 手術翌日

- 疼痛コントロールを行うとともに、早期離床を促します。

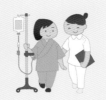

注意！ 卵巣を摘出しているため、早期に消退出血（女性ホルモン値が少し低下することで子宮内膜が剥がれて起こる出血）が起こる可能性があることを説明します。

4 退院まで

- 腸閉塞予防のため、排便コントロールを行います。

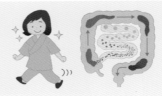

5 退院指導

- 良性／悪性については、検査結果がでるまでに術後7 ～ 10日必要ですが、組織診断を後日きちんと聞いて確認するように指導します。

注目！

閉経前に両側卵巣を摘出した場合、更年期症状が起こる可能性があるので、もし更年期のような症状が出現すれば、主な症状を伝えるように説明し、日常生活に支障をきたすような辛い症状が続くようであれば、医師に相談するように指導します。

⑭ 卵管切除術

卵管切除を施行しても卵巣を温存していれば、ホルモンバランスが急激に変動することはありません。また、片側卵管が温存されており、卵管通過性が確認できれば自然妊娠は可能です。

🐾 手 術

適応となる主な疾患

- 卵管妊娠、卵管水腫、卵管血腫、卵管腫瘍など
- 子宮筋腫などで子宮摘出の際には、両側卵管切除がすすめられます。

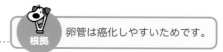
根拠 卵管は癌化しやすいためです。

手術内容（右卵管妊娠における腹腔鏡下手術）

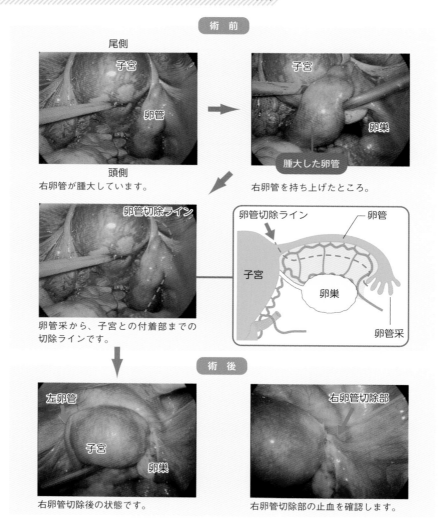

術前

尾側
子宮
卵管
頭側
右卵管が腫大しています。

子宮
卵巣
腫大した卵管
右卵管を持ち上げたところ。

卵管切除ライン
卵管采から、子宮との付着部までの切除ラインです。

卵管切除ライン　卵管
子宮
卵巣
卵管采

術後

左卵管
子宮
卵巣
右卵管切除後の状態です。

右卵管切除部
右卵管切除部の止血を確認します。

注意！ 若年患者では卵管捻転も起こりうるので、急な腹痛が出現した場合は、鑑別疾患として考えておきましょう。

手術方法

● 卵管腫大の原因や腹腔内の癒着の程度によって術式が変わります。

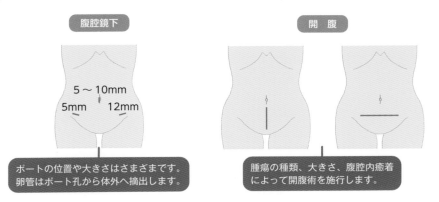

腹腔鏡下

5〜10mm
5mm　12mm

ポートの位置や大きさはさまざまです。卵管はポート孔から体外へ摘出します。

開腹

腫瘍の種類、大きさ、腹腔内癒着によって開腹術を施行します。

合併症リスク

● 出血……………………★☆☆
　（異所性妊娠で腹腔内出血があれば★★★）
● 膀胱・尿管損傷…☆☆☆
● 感染……………………★☆☆

● 下肢静脈血栓……★☆☆
● 手術時間…………★☆☆
● 腸管損傷…………★☆☆（癒着があれば★★☆）

摘出検体写真

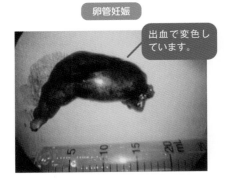

卵管妊娠

出血で変色しています。

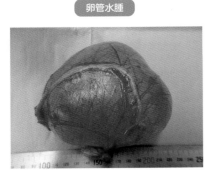

卵管水腫

看護のポイント（卵管切除術）

● 卵巣摘出の看護のポイントと同様です（p.119参照）。

⑮ 子宮内膜症手術

子宮内膜症は、癒着の病気といってよいほど、癒着がつきものです。腹腔内の状況によっては、卵巣嚢腫摘出術あるいは付属器切除術、また腹膜にある内膜症病巣除去術を追加することがあります。

🐾 手 術

適応となる主な疾患

● 卵巣チョコレート嚢胞、子宮内膜症

手術内容

手術経過の一例

腫瘍が大きいときなど片側卵巣卵管を切除することがあります。

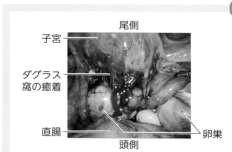

子宮
ダグラス窩の癒着
直腸
尾側
頭側
卵巣

❶ 腸管・尿路損傷に注意して、周囲と癒着があれば慎重に剥離します。

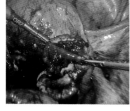

❷ 嚢腫を切開して内容液を吸引し、嚢腫壁を摘出します。

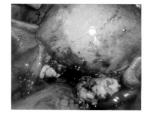

❸ 卵巣を縫合・止血します。

手術方法

● 腹腔鏡下手術がほとんどですが、腹部手術の既往・高度の癒着などの場合には開腹手術が選択されます。
● 腹腔鏡下手術では、癒着の程度により、創部が増えたり、切開を拡大したりすることがあります。

腹腔鏡下

創部は3カ所
（臍と下腹部2カ所）

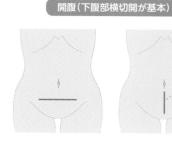

開腹（下腹部横切開が基本）

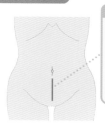

注目！

以下の場合は縦切開
①縦方向に既往手術痕がある場合
②高度な癒着が予想される場合

合併症リスク

● 出血……………………★★☆
● 膀胱・尿管損傷…★★☆
● 感染……………………★☆☆
● 下肢静脈血栓……★★☆
● 手術時間…………★★☆
● 腸管損傷…………★★☆（癒着があれば★★★）

■ 摘出検体写真

囊腫壁 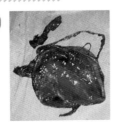　内容液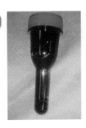

注意！ 術後は排出液に注意
癒着剥離に伴う腹腔内の炎症（腹膜炎、腸閉塞）など、あまりに癒着剥離の範囲が広いとドレーンを留置することがあるので、排出液に注意します。

🐾 看護のポイント（子宮内膜症手術）

1 術　前

● 術前「どのような症状があり、日常生活に支障をきたしていたのか」について情報収集を行います（特徴的な症状として、月経を重ねるごとに増強する月経痛、癒着のための排便痛があります）。

● 術前にホルモン療法を実施している場合は、病巣の評価と治療の副作用発生についての情報収集を行います。

2 手術当日

● 基本は婦人科に共通する術後の看護（p.71〜74）を参照。

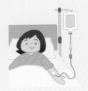

3 手術翌日

● 疼痛コントロールを行い、早期離床を促します。

注意！ 癒着剥離面からの出血が多い場合があるため、バイタルサインに注意が必要です。

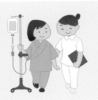

4 退院まで

● 腸閉塞予防のため、排便コントロールを行います。

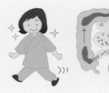

5 退院指導

● 挙児希望がある場合などで保存的手術を行ったときは、妊娠許可の時期の確認と、再発の可能性に対して不安を抱いていることがあるため、日常生活指導に加えて、精神的フォローも必要となります。

● 医師からの術後の再発予防の薬物療法についての必要性の有無、内容を確認し、説明します。

根拠 内膜症病巣が残っている場合は、術後も長期間ホルモン療法が必要です。

4章　婦人科疾患の手術と看護　⑮　子宮内膜症手術

⑯ 骨盤臓器脱（POP）手術

手術療法には、脱出する子宮を摘出し、前後の腟壁を補強する子宮脱根治術のほかに、年齢や性生活の状況次第では、腟閉鎖術（腟の中央のみ閉鎖）やメッシュ手術（メッシュを使って組織を補強する手術）も行われることがあります。

🦴 適応となる主な疾患

- 膀胱瘤、直腸瘤、腟断端脱、子宮脱

🦴 手術方法（腟式子宮全摘＋前後腟壁形成＋肛門挙筋縫縮＋会陰形成術）

- 経腟的に子宮を摘出した後に、腟壁形成・骨盤底筋（肛門挙筋）縫縮、および会陰を縫い縮めて、骨盤底の補強を行います。

簡単にいえば、脱出してきている子宮は摘出し、たわんでいる前後の腟壁は縫い縮める、そこに筋膜や筋肉を用いていかに補強するかという手術です。

❶ 腟式子宮全摘

- 腟式に子宮全摘を行います。

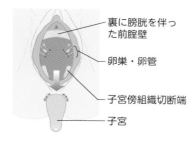

裏に膀胱を伴った前腟壁
卵巣・卵管
子宮傍組織切断端
子宮

❷ 前腟壁形成

- たわんだ膀胱を縫縮し、前腟壁直下の筋膜を縫縮し、余分な前腟壁を切除して形成します。

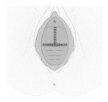

❸ 肛門挙筋縫縮＋後腟壁形成

- 骨盤底筋である肛門挙筋を縫縮し、後腟壁を縫縮して形成します。

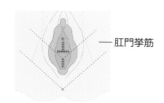

肛門挙筋

❹ 会陰形成

- 会陰の左右を縫合して形成します。

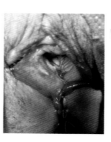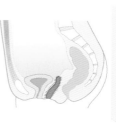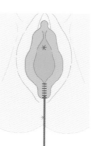

この手術で、術後に目で確認できる創部は、これだけです。

- 出血……………………★☆☆
- 感染……………………★☆☆
- 手術時間…………………★☆☆
- 膀胱・尿管損傷…★★☆
- 下肢静脈血栓……★☆☆
- 腸管損傷…………………★★☆

メッシュ手術（TVM；Tension-free Vaginal Mesh）手術

- 骨盤底組織や尿道などの臓器の下にポリプロピレン製のメッシュを入れ挙上しますが、メッシュが異物として体表面に出てきてびらんや感染を引き起こすために使用禁止となった国も多数あり、適応に注意が必要です。
- メッシュ手術は、2019年7月22日より、日本女性骨盤底医学会への全例登録が必要とされています。

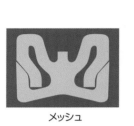

メッシュ

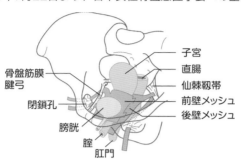

子宮
直腸
仙棘靱帯
前壁メッシュ
後壁メッシュ
骨盤筋膜腱弓
閉鎖孔
膀胱
腟
肛門

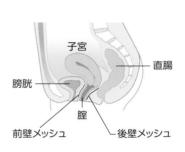

子宮
直腸
膀胱
腟
前壁メッシュ
後壁メッシュ

合併症リスク

- 出血……………………★☆☆
- 感染……………………★★★
- 手術時間…………………★★☆
- 膀胱・尿管損傷…★★★
- 下肢静脈血栓……★☆☆
- 腸管損傷…………………★★★

腟閉鎖術

- 子宮を摘出もしくは残したまま、前後の腟壁の中央部の腟粘膜を剥がして創部をつくって、これを縫合閉鎖します。
- 最も身体への負担は少ない手術なので高齢者には良い適応です。

注意！ ただし性交が不可能となります。

合併症リスク

- 出血……………………☆☆☆
- 感染……………………☆☆☆
- 手術時間…………………☆☆☆
- 膀胱・尿管損傷…☆☆☆
- 下肢静脈血栓……★☆☆
- 腸管損傷…………………☆☆☆

仙骨腟固定術（SC；sacro-colpopexy）

- 2016年4月から腹腔鏡LSC（Laparoscopic SC）で、2020年4月からはロボットでの固定RSC（Robotic SC）が保険適用になりました。
- 子宮は温存、あるいは子宮体部のみ摘出して、腟壁と膀胱、腟壁と直腸の間にメッシュを差し入れて固定し、そのメッシュの端を引き上げて仙骨の前縦靱帯に縫い留めます。これもメッシュの合併症には注意が必要です。
- 性交渉がある患者に適応があります。手術時間は長くなります。

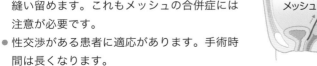

仙骨
メッシュ

注意！ 年齢や性生活の状況で、腟閉鎖術（腟の中央のみ閉鎖）やメッシュ手術（メッシュが異物になり、感染や後の腟壁びらんにつながるとして反対意見も多い）も行われることがあります。最近は腹腔鏡やロボットによる仙骨腟固定術が注目されています。
POPの患者は高齢者が多く、糖尿病などの合併症も比較的多いので、より一層術後管理に注意が必要です。

合併症リスク

- 出血……………………★★☆
- 感染……………………★☆☆
- 手術時間…………………★★★
- 膀胱・尿管損傷…★☆☆
- 下肢静脈血栓……★★☆
- 腸管損傷…………………★☆☆

🐾 看護のポイント（骨盤臓器脱〈POP〉手術）

1 術 前

- 外陰部の違和感、排尿困難や尿失禁が主な症状で、術前の状態を情報収集します。
- 女性生殖器の喪失感をもっていることが多いため、年齢にかかわらず精神的フォローが重要です。
- 比較的高齢な患者が多く、高血圧や高脂血症などを合併症していることが多いです。
- 手術で外陰部の違和感はなくなりますが、排尿機能の改善はさまざまであり、どの程度の改善が見込まれるのか、医師との情報共有が必要です。
- 外陰からの手術なので、外陰部の陰毛処置が必要です。

2 手術当日

- 基本は婦人科に共通する術後の看護（p.71 〜 74）を参照。合併症にも注意します。

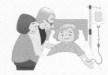

> 🐾 腟式の手術について観察のポイント
>
> ☑ ほとんど創部が見えず、疼痛は軽微であるが、バイタルサインや性器出血に注意する。

3 手術翌日

- 疼痛コントロールを行い、早期離床を促します。
- 手術では膀胱周囲の組織の剥離が行われます。そのため、尿道バルーンの抜去時期については、施設や医師により、また手術状況により違うことがあるので確認します。

4 退院まで

- 尿道バルーン抜去後、医師の指示により残尿測定を行い、尿の流出状況を確認します。
- 排便時に腹圧を強くかけると創部の負担となるため、排便コントロールの指導を行います。

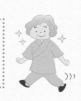

> 注意！
> - 残尿測定が必要な場合は、初回排尿後に測定を行います。
> - 膀胱機能の回復に着目し、尿漏れや尿失禁が起こっていないか確認します。

5 退院指導

- 引き続き排便コントロールの重要性と、数カ月は重たいものを持たないように指導します。
- 患者の理解度が低い場合は、家族を含めて退院指導を行います。

5 章

婦人科がんの化学療法・放射線療法の看護

1 婦人科がんの化学療法

化学療法を理解するには、①使用されている薬剤の種類、②化学療法のメニュー（レジメン）ごとに起こりやすい有害事象、③有害事象が発生する時期、④有害事象に対する対応、について学ぶことが重要です。

婦人科の化学療法の基本

- 婦人科の中心となる化学療法は、基本的にTC療法（パクリタキセル・カルボプラチン療法）です。現時点では、子宮頸がん、子宮体がん、卵巣がん、卵管がん、腹膜がんすべてに対して行われます。
- TC療法はタキソール®（Taxol®；一般名がパクリタキセル）、カルボプラチン（Carboplatin）の略です。
- タキソール®は水に溶けにくいので、アルコールに溶かします。

注意！ TC療法は、お酒が1滴も飲めない人には禁忌です！

- アルコールにアレルギーがある人やお酒に弱い人には、アルコールを除去した調整が可能な、DC療法があります。
- DC療法はドセタキセル（Docetaxel）、カルボプラチン（Carboplatin）の略です。

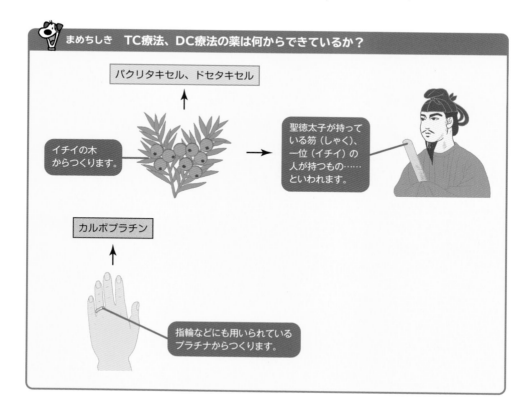

まめちしき　TC療法、DC療法の薬は何からできているか？

パクリタキセル、ドセタキセル

イチイの木からつくります。

聖徳太子が持っている笏（しゃく）、一位（イチイ）の人が持つもの……といわれます。

カルボプラチン

指輪などにも用いられているプラチナからつくります。

🐾 治療の特徴

● 各疾患によって、特徴的な化学療法のレジメンや治療法があります。

1 子宮頸がん

● TC療法、DC療法は、術前化学療法（NAC；neoadjuvant chemotherapy）、また術後補助化学療法として使われます。

● TC療法（またはDC療法）＋ベバシズマブ（Bev、アバスチン®）：「進行または再発の子宮頸がん」に対して、2016年5月からベバシズマブが適応となりました。

注意！ **ベバシズマブの使用禁忌**
　ベバシズマブは分子標的薬で、血管新生を阻害するため、消化管に浸潤したがんや消化管手術の既往があると消化管穿孔が起こりうるのと、高血圧や血栓症の合併例には使用禁忌です。

● NACとしては、現在特殊とされていますが、大腿動脈からカテーテルを穿刺して左右の子宮動脈近くから抗がん剤を注入する動注化学療法があります。注入する薬はシスプラチン、マイトマイシンCなどがあります。

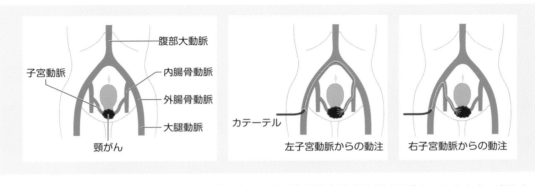

腹部大動脈
子宮動脈
内腸骨動脈
外腸骨動脈
大腿動脈
頸がん
カテーテル
左子宮動脈からの動注
右子宮動脈からの動注

● 子宮頸がんの放射線療法は、抗がん剤を付け加えて同時化学放射線療法（CCRT）というかたちで行われることが多いです（p.138参照）。

2 子宮体がん

● 子宮体がんの化学療法は手術困難症例や術後の補助化学療法として行われます。
● 使用されるレジメンは、次のとおりです。
　❶TC療法、またはDC療法
　❷AP療法（アドリアマイシン、シスプラチン）
　　注意すべき副作用：骨髄抑制、嘔気・嘔吐、心筋障害（アドリアマイシン）、腎障害、脱毛

これも覚えておこう！

新しい薬剤（ペムブロリズマブとレンバチニブ）
上記の化学療法後に増悪した切除不能な進行・再発子宮体がんに対して、ペムブロリズマブ（キイトルーダ®）とレンバチニブ（レンビマ®）の投与が、2021年12月に承認されました。ペムブロリズマブは免疫チェックポイント阻害薬、レンバチニブは腫瘍血管新生を阻害する分子標的薬です。どちらの薬にも、免疫関連の有害事象（irAE；immune-related adverse event）への注意が必要です。ペムブロリズマブのirAEには、甲状腺機能異常、肺炎、1型糖尿病などがあり、レンバチニブのirAEでは、高血圧、手足症候群、たんぱく尿、甲状腺機能低下、肝障害など多岐にわたります。他科へ速やかに相談することも必要です。

5章
婦人科がんの化学療法・放射線療法の看護 ① 婦人科がんの化学療法

3 卵巣がん

❶ 表層上皮性卵巣がん

● 一般的な上皮性卵巣がんの化学療法は、NACや、術後の補助化学療法として行われます。NACは3あるいは6サイクル行います。

● 使用されるレジメンは次のとおりです。

　❶TC療法（またはDC療法）あるいはTC療法（またはDC療法）・ベバシズマブ（Bev、アバスチン®；卵巣がんではベバシズマブはすでにかなり使用されていて、TC／DC・Bev療法が6コース施行された後に、症例によってはベバシズマブ単独で長期に投与されます）

　❷CPT-P療法（イリノテカン、シスプラチン）
　　注意すべき副作用：下痢（イリノテカン）、骨髄抑制、嘔気・嘔吐、脱毛、末梢神経障害、間質性肺炎

　❸ノギテカン単独療法
　　注意すべき副作用：骨髄抑制、嘔気・嘔吐、脱毛

　❹リポソーマル化ドキソルビシン（ドキシル®）単独療法
　　注意すべき副作用：手足症候群（手足の皮膚の痛み、発赤、皮疹、水疱、ただれ）、骨髄抑制、心筋障害、嘔気・嘔吐、口内炎、抗がん剤の血管外漏出（以下、血管外漏出）

　❺パクリタキセル単独療法
　　注意すべき副作用：骨髄抑制、嘔気・嘔吐、手足症候群、血管外漏出

　❻ジェムシタビン単独療法
　　注意すべき副作用：間質性肺炎、骨髄抑制、嘔気・嘔吐

　❼エトポシド（VP-16）単独療法
　　注意すべき副作用：二次性発がん、骨髄抑制、嘔気・嘔吐、口内炎、脱毛

❷ 胚細胞性卵巣がん

● 若い人に好発しますが、非常に抗がん剤が効く卵巣がんです。

● 使用されるレジメンは、BEP療法（ブレオマイシン、エトポシド、シスプラチン）です。
　注意すべき副作用：肺線維症（ブレオマイシン）、骨髄抑制、嘔気・嘔吐、手足症候群、血管外漏出、二次性発がん

❸ 性索間質性卵巣がん

● 抗がん剤が有効かどうかのエビデンスが少ない卵巣がんです。

● 使用されるレジメンは、次のとおりです。
　❶BEP療法
　❷PVB療法（シスプラチン、ビンブラスチン、ブレオマイシン）
　　注意すべき副作用：肺線維症（ブレオマイシン）、骨髄抑制、嘔気・嘔吐

4 絨毛がん

● 妊娠と関連するがんです。寛解率は80%程度とされています。

● 使用されるレジメンは、EMACO療法（エトポシド＋メトトレキサート＋アクチノマイシンD＋シクロフォスファミド＋ビンクリスチン）です。
　注意すべき副作用：骨髄抑制、嘔気・嘔吐、口内炎、脱毛、血管外漏出、二次性発がん

注目！
進行症例が多いので再発しやすく、再発例には2ndライン、3rdラインと抗がん剤の種類を変えながら継続します。

注目！
❷～❼の治療は、基本的にはTC／DC療法の効果が薄れたときに使用していくレジメンです。

注意！
UGT1A1という酵素の遺伝子を調べることで、CPT（イリノテカン）の副作用である下痢発症の予測ができます。UGT1A1*6とUGT1A1*28が陰性なら下痢発症は低いと予測されます。

HRDとPARP阻害薬については、卵巣がん（p.48）を参照。

注目！
化学療法は3～4サイクル行います。投与量や投与間隔を厳密に守ることが重要です。

🐾 有害事象と副作用

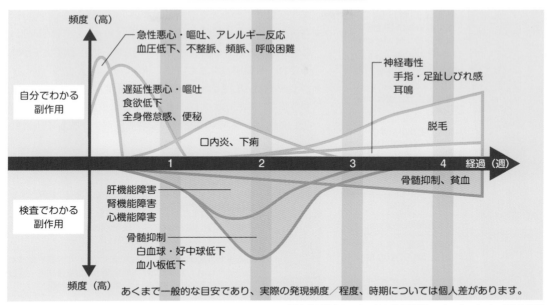

細胞障害性抗がん薬の副作用と発現時期

国立がん研究センターがん対策情報センターホームページより引用
https://ganjoho.jp/public/dia_tre/treatment/drug_therapy/dt02.html〈2022年7月閲覧〉

▰ TC療法、DC療法の副作用

● TC療法、DC療法は末梢静脈からの点滴で、時間は約6時間ほどかかります。

● DC療法はTC療法に比べて、筋肉痛、関節痛、しびれが軽度です。しかし、浮腫が出ることがあります。

> 少々、点滴の時間が長いのが辛いですね。

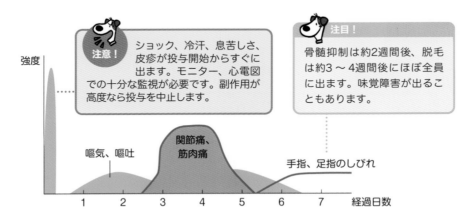

注意！ ショック、冷汗、息苦しさ、皮疹が投与開始からすぐに出ます。モニター、心電図での十分な監視が必要です。副作用が高度なら投与を中止します。

注目！ 骨髄抑制は約2週間後、脱毛は約3〜4週間後にほぼ全員に出ます。味覚障害が出ることもあります。

🐾 まめちしき　有害事象と副作用

有害事象は「薬物使用時において現れる患者にとって好ましくない作用」で、副作用は「主作用以外のあらゆる作用」で必ずしも好ましくない作用であるとは限りません。

■ 有害事象・副作用への治療と対策

好中球減少	G-CSF（顆粒球コロニー刺激因子）の投与。重症になると発熱性好中球減少症（FN；febrile neutropenia）を生じて、抗菌薬などの投与が必要となる。
貧血	重症貧血だと濃厚赤血球輸血
血小板減少	重症だと血小板輸血
嘔気、嘔吐	制吐薬（薬剤の催吐性の程度によりさまざま）
胃粘膜障害	ファモチジン
下痢	整腸薬、止痢薬
肝機能障害	肝庇護薬の投与
筋肉痛、関節痛	芍薬甘草湯、マーズレン®S、NSAIDs（ロキソニン®）
末梢神経障害	漢方（牛車腎気丸など）、ビタミンB_{12}、リリカ®、ラフチジン
アナフィラキシー様反応	ステロイド、抗ヒスタミン薬
腎機能障害	大量輸液とラシックス®
脱毛	頭皮冷却、ウィッグの紹介
手足症候群	冷却、軟膏塗布
口内炎	口腔内ステロイド軟膏
間質性肺炎	ステロイド

■ 有害事象の評価[1]

- 使用している化学療法の有害事象の評価では、グレード3以上で化学療法が継続可能か、他のレジメンに変更するか、量を減量するかなどを考慮します。
- 有害事象共通用語基準 v4.0（CTCAE；Common Terminology Criteria for Adverse Events v4.0）で、消化器症状、浮腫、しびれ、骨髄障害などを評価します。
- グレードはAE（Adverse Events副作用）の重症度を意味します。CTCAEではグレード1〜5を以下の原則に従って定義しており、各AEの重症度の説明を個別に記載しています。

グレード

グレード1	軽症；症状がない、または軽度の症状がある；臨床所見または検査所見のみ；治療を要さない。
グレード2	中等症；最小限／局所的／非侵襲的治療を要する；年齢相応の身の回り以外の日常生活動作の制限*
グレード3	重症または医学的に重大であるが、ただちに生命を脅かすものではない；入院または入院期間の延長を要する；活動不能／動作不能；身の回りの日常生活動作の制限**
グレード4	生命を脅かす；緊急処置を要する。
グレード5	AEによる死亡

説明文中のセミコロン（；）は「または」を意味する。
* 身の回り以外の日常生活動作（instrumental ADL）とは食事の準備、日用品や衣服の買い物、電話の使用、金銭の管理などをさす。
** 身の回りの日常生活動作（self care ADL）とは入浴、着衣・脱衣、食事の摂取、トイレの使用、薬の内服が可能で、寝たきりではない状態をさす。

これも覚えておこう！

制吐薬には適正使用ガイドライン[2]があります
婦人科がんで中心となる薬剤は、NK_1受容体拮抗薬のアプレピタント（イメンド®、プロイメンド®）、5-HT_3セロトニン受容体拮抗薬（カイトリル®、ゾフラン®、ナゼア®、アロキシ®）、副腎皮質ホルモンのデキサメタゾン（デカドロン®）です。

② 化学療法に伴う看護

近年、婦人科化学療法のほとんどが外来化学療法室で行われます。婦人科と腫瘍内科によって決定された治療方針を確認、安全・快適に治療がなされるように看護しましょう。

🐾 看護師の役割

- がん化学療法は、抗がん剤による全身的な治療であり、重要ながん治療のひとつです。
- 看護師はその現場に深く関わっており、患者の抗がん剤投与の目的を理解し、薬剤を安全に取り扱う責任を持ち、患者の苦痛を軽減しながら治療の完遂を目指して患者・家族を支援する役割を担います。

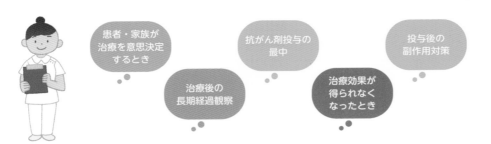

看護が必要となる場面

- 患者・家族が治療を意思決定するとき
- 治療後の長期経過観察
- 抗がん剤投与の最中
- 治療効果が得られなくなったとき
- 投与後の副作用対策

🐾 看護のポイント

🗂 治療前

- 患者は初めての抗がん剤投与で多くの不安を抱きながら来院してきます。副作用はどれぐらいでるのか、仕事や家事などの日常生活ができるのかなど、患者の思いや生活情報を聞き取り、安心して治療を受けられるように不安の軽減に努めます。
- また、これらの情報を医師・薬剤師・外来スタッフと共有することで、退院後も患者が安心した治療が継続できるように支援していきます。

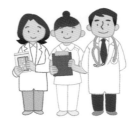

👥 **入院時の情報収集のポイント**

☑ **患者の理解度**
- 医師からどのような説明を受けているのか。
- 不安に思っていることはどういうことか。

☑ **患者の生活状況**
- 家族などサポートしてくれる人はいるのか。
- 仕事はしているのか。
- 家ではどのように過ごしているのか。

☑ **医療者間の共有**
- 抗がん剤について薬剤師に説明を依頼します。
- 患者の不安を医師・看護師で情報を共有します。

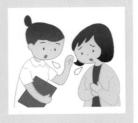

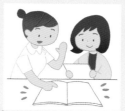

> 🐾 **治療前の確認準備のポイント**
>
> ☑ **指示書の確認**
> - 患者が説明を受けた抗がん剤であるかを確認
> - 前投薬（制吐薬など）の有無
>
> ☑ **器材の準備**
> - 心電図モニターの用意（アレルギー反応など異常の早期発見のため）
> - 尿量測定の用意（薬剤による腎機能障害の有無を確認するため）
> - 点滴棒
>
> ☑ **点滴開始**
> - 医師による末梢ルートの挿入の介助（血管のアセスメントを行い、安全にルート挿入できるように事前に腕に温罨法を実施しておく）

 注意！ 最近は尿中に抗がん剤が排出されるので、蓄尿が抗がん剤の被曝につながるとして行わない施設もあります。このときは体重の増減で判断します。

治療中

- 抗がん剤の投与開始15分間は患者のそばを離れず、異常の早期発見に努めます。

 注目！

緊張している患者も多いため、安心できる声掛けや環境を調整することも大切な看護です。

> 🐾 **抗がん剤投与時の観察ポイント**
>
> ☑ **薬剤によるアレルギー反応**
> - 症状：動悸、息切れ、呼吸苦、血圧上昇
> - 対応：バイタルサインの測定、急変時はスタッフへの応援を要請、輸液速度の変更
>
> ☑ **薬剤の血管外漏出**
> - 症状：点滴刺入部の血管痛、腫脹、発赤、滴下不良
> - 対応：点滴投与の中止、医師の診察を依頼、ステロイド剤の投与

医療者への曝露予防

- 抗がん剤は毒性が強いため、調剤時や投与時など取り扱う際は、人や環境を抗がん剤にさらさないように曝露対策が必要となります。例として、次の写真のような安全な装備で抗がん剤投与を実施します。

ゴーグル・マスク・手袋・エプロン（またはガウン）

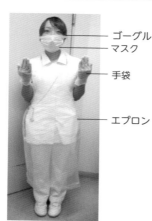

- ゴーグル
- マスク
- 手袋
- エプロン

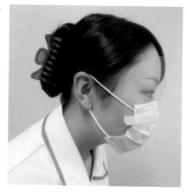

🔲 治療後

- 治療後は主に副作用による症状の観察を行います。治療で使われる抗がん剤の種類によって、副作用症状の出現はさまざまです。薬剤の特性を知り、症状による苦痛の緩和を図ります。

❶ 嘔気・嘔吐（発症時期：投与日～5日後）

- 嘔気には急性・遅発性・予測性とさまざまな場面での出現があるため、時期に応じた制吐薬の選択が必要となります。
- 食事時間に合わせて制吐薬の投与を行い、嘔気を軽減して食事が摂取できるように調整を行います。
- 管理栄養士と連携しながら、においを抑えた食事や麺類・スープなど摂りやすい食事の内容に調整し、食事への不安の軽減に努めます。

❷ 便秘（発症時期：投与日～8日後）

- 薬剤の影響や、嘔気による水分摂取の減少などにより便秘が出現します。
- 腹部膨満感があれば、より食事摂取量の低下にもつながるため、緩下剤の調整を行います。さらに、温罨法や腹部マッサージを取り入れ、排便コントロールを行います。

❸ 末梢神経障害（発症時期：投与3日～5日後）

- 関節痛・筋肉痛や、手や足の指先にピリピリしたようなしびれが出現します。症状が出現すると、長期にわたって遷延することがあります。

 注目！
関節痛・筋肉痛にはアセトアミノフェンやNSAIDsが効きます。

- しびれには有効な治療法は確立されていませんが、ビタミン剤や漢方や胃薬などを内服することがあります。
- 末梢循環の改善のために温罨法や足浴を実施し、手袋や靴下の着用を指導します。

 注意！
手すりやドアノブなど金属類は冷たく、急に触れるとしびれを強く感じることもあるため、注意を促します。入院時には足先のしびれによる歩行時の転倒予防に努めます。

❹ 骨髄抑制（発症時期：投与7日～21日後）

- 抗がん剤は骨髄の造血幹細胞にも影響するため、白血球（好中球）や血小板や赤血球が減少します。これらの減少を骨髄抑制といいます。
- 感染予防のために手洗い、うがい、マスクの着用をし、外出時は人ごみを避けるように指導します。

 注意！
発熱があった際は発熱性好中球減少症（FN；febrile neutropenia）という疾患が考えられるため、早期に受診する必要があります。

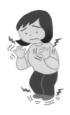

 注目！
数週間後に減少時期を迎えるため、患者自身で症状の観察や予防をしていくことを指導することが大切です。

❺ 口内炎（発症時期：投与7日〜14日後）

● 抗がん剤により口腔内粘膜が障害を受け、口内炎ができます。口内炎が悪化すれば食事摂取が難しくなるため、薬剤による咳嗽や刺激の少ないブラッシング方法を実施してもらいます。

● また刺激物（香辛料や寒冷なものなど）の少ない食事の調整を行います。

❻ 脱毛（発症時期：投与20日後以降）

● 脱毛によるボディイメージの変化は大きく、受け止め状況を確認しながらケアの方法などを説明していきます。

● 長髪の場合は髪を肩ぐらいの長さまで切ってもらい、少しずつ髪型が変化することを受け止めてもらえるように説明します。

● 洗髪時やブラッシング時の頭皮・頭髪の手入れ方法（低刺激のシャンプーの使用やドライヤーは弱風にする）や、就寝時には枕で髪がこすれ脱毛が多くなってしまうため、専用のキャップの着用をすすめます。

● 病棟にウィッグの案内コーナーを設置するなどして、気軽に相談ができる雰囲気づくりを大切にします。

● 頭髪は治療終了後1〜2カ月で発毛してくることも伝えます。

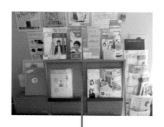

ウィッグのパンフレットを中心に、自由に閲覧でき、希望があればウィッグの装着も体験できるようにしましょう。

 注目！

頭皮冷却が脱毛を軽減させるという研究があり、抗がん剤投与中に冷却するヘッドギアを装着することがあります。

 これも覚えておこう！

病棟にあるウィッグカウンセリングコーナー
女性にとって脱毛によるボディイメージの変容への不安はとても大きく、相談が多いです。脱毛は起こるが抗がん剤の投与が必要であることを十分説明したのち、脱毛ケアやウィッグの案内をします。

🐾 他部署との連携

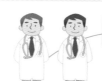

病棟

婦人科医　腫瘍内科医

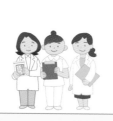

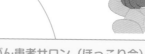

外来化学療法室

● 仕事や自宅での生活を続けていけるように、抗がん剤治療は外来でも受けることができます。

● がん化学療法認定看護師を中心に、患者の治療のサポートを行います。

● 入院中の情報提供を行い、連携することで継続的介入を行います。

がん患者サロン（ほっこり会）

● 看護師が中心となり、がん患者の相談や情報提供の場として会を開催します。

● 医療者に言えないことも患者同士で関わることで、不安やストレスの軽減につながります。

③ 婦人科がんの放射線療法

放射線療法は、手術療法・化学療法とともにがん治療の3本柱の一つとされていて、婦人科領域でも広く行われます。初回治療、術後治療、再発病巣に対する治療として実施されています。とくに扁平上皮癌は放射線感受性が高いため、扁平上皮癌の頻度が高い子宮頸がんでは有効な手段です。子宮体がんは腺がんですが、術後追加治療として外部照射が行われることがあります。骨転移の疼痛コントロールにも用います。

🐾 照射方法（子宮頸がん）

1 外部照射

- リニアック（直線加速器）という高エネルギーX線治療装置を使って、前後からの対向2門照射（対向する2つの照射野から照射する方法）を体外から行います。
- 子宮頸がんで腔内照射を併用する場合には、直腸や膀胱などの中央に位置する臓器への過照射を防ぐために、中央遮蔽（センターブロック）を行います。

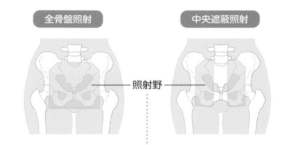

全骨盤照射　中央遮蔽照射

照射野

注目！
婦人科臓器だけでなく、リンパ節（例：傍大動脈リンパ節や縦郭リンパ節、鎖骨上窩リンパ節、鼠径リンパ節への転移）、骨転移などにも照射できます。

これも覚えておこう！

強度変調放射線治療（IMRT）
IMRT（intensity modulated radiation therapy）は、コンピューターの助けを借りて、正常組織にかかる線量を抑えて、腫瘍に集中して照射できる画期的な外部照射の方法です。

2 腔内照射

- 腔内に線源（子宮内線源のタンデムと腔内線源のオボイド）を挿入し、直接病巣に放射線を照射する方法です。
- 婦人科がんでは子宮頸がんで行われます。
- 遠隔操作式高線量率腔内照射（RALS）を用いて行います（高線量を照射可能）。

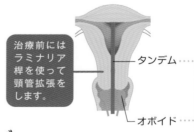

治療前にはラミナリア桿を使って頸管拡張をします。

タンデム

オボイド

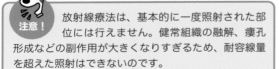

注意！
放射線療法は、基本的に一度照射された部位には行えません。健常組織の融解、瘻孔形成などの副作用が大きくなりすぎるため、耐容線量を超えた照射はできないのです。

注目！
ある程度の腔の広さが必要です。頸管内にタンデム、腔内にオボイドが入らないとできないので、腔の狭い未産婦や高齢者では適応とならないこともあります。

🐾 同時化学放射線療法（CCRT）

- 放射線による治療に抗がん剤を併用することで、放射線の治療効果が高まることが知られています。
- 併用する抗がん剤は一般的にはCDDP（シスプラチン）で、週1回で治療期間中に5 〜 6回投与します。

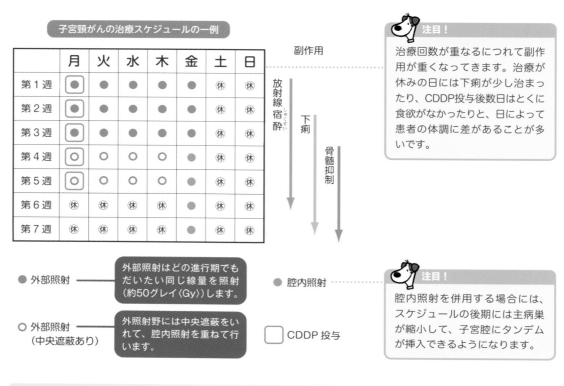

子宮頸がんの治療スケジュールの一例

	月	火	水	木	金	土	日
第1週	⊙	●	●	●	●	休	休
第2週	⊙	●	●	●	●	休	休
第3週	⊙	●	●	●	●	休	休
第4週	○	○	○	○	●	休	休
第5週	○	○	○	○	●	休	休
第6週	休	休	休	休	●	休	休
第7週	休	休	休	休	●	休	休

副作用

放射線宿酔　下痢　骨髄抑制

注目！
治療回数が重なるにつれて副作用が重くなってきます。治療が休みの日には下痢が少し治まったり、CDDP投与後数日はとくに食欲がなかったりと、日によって患者の体調に差があることが多いです。

- ● 外部照射 — 外部照射はどの進行期でもだいたい同じ線量を照射（約50グレイ〈Gy〉）します。
- ○ 外部照射（中央遮蔽あり） — 外照射野には中央遮蔽をいれて、腔内照射を重ねて行います。
- ● 腔内照射
- ☐ CDDP 投与

注目！
腔内照射を併用する場合には、スケジュールの後期には主病巣が縮小して、子宮腔にタンデムが挿入できるようになります。

🐾 放射線療法の合併症

- 放射線療法の合併症は、照射直後から出現する早期合併症と、数カ月以上経過した頃に出現する晩期合併症があります。

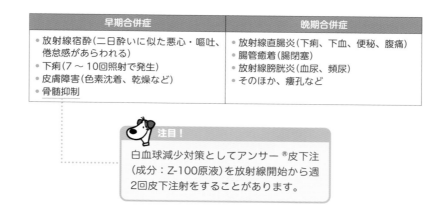

早期合併症	晩期合併症
• 放射線宿酔（二日酔いに似た悪心・嘔吐、倦怠感があらわれる） • 下痢（7 〜 10回照射で発生） • 皮膚障害（色素沈着、乾燥など） • 骨髄抑制	• 放射線直腸炎（下痢、下血、便秘、腹痛） • 腸管癒着（腸閉塞） • 放射線膀胱炎（血尿、頻尿） • そのほか、瘻孔など

注目！
白血球減少対策としてアンサー®皮下注（成分：Z-100原液）を放射線開始から週2回皮下注射をすることがあります。

④ 放射線療法の看護

放射線療法は、平日に毎日行います。連続して毎日照射を行い（分割照射という）、がん細胞が修復する時間を与えないことでがん細胞の縮小、消失を狙います。また、分割照射は正常細胞への影響を少なくします。治療効果の判定は治療終了後1～2カ月後になります（細胞の分裂死を待ちます）。
放射線治療中は、治療に伴って出現する有害事象への予防的ケアや早期対応で治療を継続させることが看護の目標となります。セルフケアを含めた患者説明を行うことが重要です。

看護のポイント（治療決定から治療終了まで）

1 治療方針の決定

- 治療について、患者の不安や疑問を具体化しましょう。
- 患者の理解力や不安の状況により、放射線診療の初診の際に家族か看護師が同伴できるように調整しましょう。

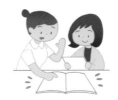

注目！

患者には「放射線治療の疑問などを事前にメモしておき、初診時に質問できるように準備しておく」ように指導とサポートを行いましょう。

2 初　診

- 診療後は理解度を確認しましょう。
- 治療計画時から治療に適した状態になるように準備します。治療に影響しやすい疼痛や排便のコントロールを行います。

3 治療の準備

- 治療計画用のCTを撮影します。治療はこの計画用CTに基づいて行うので、痛みや便通のコントロールに努め、患者がリラックスできるような配慮が必要です。
- セルフケアの指導を始めましょう。

4 治療開始（早期）

- 放射線宿酔、下痢への対応をしましょう。
- 治療開始に伴う患者の精神的なサポートも重要です。
- セルフケアの指導を継続します。

5 治療中（中期～終了）

- 有害事象が多く出現する時期です。症状の観察、症状緩和はもちろん、セルフケアが行えているか、援助の方法の査定を行います。
- 精神的なサポートも重要です。

注目！

週末には外泊をすすめたり、時には看護師に気持ちを表出できるような機会をつくりましょう。

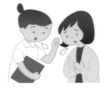

6 治療終了後

- 急性期有害事象が持続している場合もあります。患者へセルフケアの継続を指導します。
- 晩期有害事象が起こることがあるため、退院までに説明しておきます。
- 放射線の影響・効果は照射終了後も数カ月続きます。

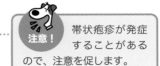
注意！ 帯状疱疹が発症することがあるので、注意を促します。

🐾 放射線療法の実際（照射方法）

- 婦人科疾患における放射線療法は、患者の状態により外照射のみの場合と外部照射と腔内照射を併用することがあります。またこれらに、抗がん剤治療を組み合わせることがあります。

1 外部照射

- 治療を始める前には治療計画が立てられます。体に日々の照射の「位置あわせ」のためのマーキングが行われます。マーキングは照射部位だけでなく広範囲にあります。

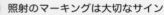
注意！ 照射のマーキングは大切なサイン
消えると照射の位置あわせができなくなります。どれも意味のある大切なサインなので、シャワー時にこすらないように、またオイルの使用は避けるように指導します。

- 治療は仰臥位で体を固定した状態で行います。確実に治療を行うためには、日々の照射は治療計画用のCTと同じ臓器の位置や体位であることが求められます。痛みや緊張は苦痛を伴うだけでなく、筋肉の緊張をもたらして治療計画CT撮影時の元の身体状況の再現が困難になります。

注目！
したがって、治療計画のCT撮影時や治療前には、疼痛コントロールや排便コントロールが重要です。

気分転換で回復が促されることもあります。

- 治療は月～金曜日で行うので、患者が希望すれば週末に気分転換の外泊や外出ができるように主治医に相談しましょう。

2 腔内照射

- 子宮頸がんでは外部照射3～4週目から週1回を計4回行います。治療は砕石位（さいせきい）で行われます。
- 前処置が必要で、前日に子宮に吸水性の頸管拡張器を挿入します。処置の際は鎮痛薬を使用する場合があります。
- 腔内照射は痛みを伴うので、適宜鎮痛薬が処方されます。

注目！
処置後は挿入した頸管拡張器の名称、数、ガーゼ挿入の有無などを記録し、著しい出血がないかを観察します。

注意！ 帰室時にはタンポンを挿入した状態であるため、指示された時間にタンポンを抜去することが必要です。抜去後の出血や痛みの確認も必要です。

注意！ 子宮穿孔
合併症として、子宮穿孔があります。高度の腹痛や出血、発熱があれば速やかに医師に相談しましょう。

有害事象と副作用	
急性期有害事象（治療90日以内に出現するもの）	・放射線宿酔、放射線腸炎による下痢が代表的です。
晩期有害事象（治療終了91日以降に発症するもの）	・放射線膀胱炎、放射線直腸炎、直腸潰瘍、イレウス、膀胱腟瘻、尿管腟瘻など、治癒が難しくQOLの低下を招くことがあるため、患者それぞれがその人らしい生活を維持できるように、緩和ケアチームなどの介入を依頼し、患者をチームで支えることが大切になってきます。

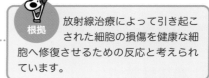

よくあるギモン

なぜ放射線による治療で有害事象が起こるの？
放射線は細胞分裂が盛んな組織や未熟な細胞に強く作用します。がん細胞は細胞分裂が盛んな状態ですが、正常組織でも毛根、皮膚、粘膜、骨髄などは細胞分裂が盛んなため放射線の感受性が高く、その影響を受けやすいとされています。したがって、照射を受けた部位にはさまざまな症状が出てきます。

🐾 症状別看護

1 放射線宿酔

- **症状**：だるさ、疲労感、眠気、食欲低下、嘔気、頭痛など、<u>乗り物酔いや二日酔いに似た症状</u>が現れます。
- **特徴**：照射直後から出現しますが、休息や食事で回復します。週末にかけて強くなり、週末に治療が休止されることで回復するなど、症状の強さは日内変動や週内変動があります。

根拠 放射線治療によって引き起こされた細胞の損傷を健康な細胞へ修復させるための反応と考えられています。

注目！
エネルギーを消費する保清などのケアやリハビリテーションなどは、放射線療法の前に行うとよいでしょう。

2 疲労・倦怠感

- **特徴**：放射線治療後に増強し、治療終了後1〜2週間で回復します。同時化学放射線療法を行っている場合は、<u>数カ月間倦怠感が持続する</u>こともあります。
- **対処法**：治療によって生じた細胞の損傷を修復し、症状を緩和するためには、できるだけ多くの水分をとることが効果的といわれています。

注意！ 強い疲労感がみられるときは主治医に相談しましょう。

3 放射線性腸炎

- **症状**：放射線により粘膜炎が起こるために腸管内での水分吸収が不十分となり、下痢が起こります。
- **特徴**：治療開始2〜4週間後から、治療終了後2〜3週間持続します。晩期の障害はまれですが、発症すると難治性で排便障害、腸閉塞、出血、直腸潰瘍、穿孔を起こすことがあります。
- **対処法**：整腸薬や止痢薬の処方を医師に依頼します。<u>食事や水分の摂取方法について指導します。食事内容を管理栄養士に相談しましょう。</u>

注目！
患者によっては下痢になることを避けるため水分摂取を控える場合があるので、水分摂取ができているかの確認が必要です。また、お茶や水だけの摂取では、電解質が不足します。ジュースやスポーツドリンクの摂取も必要です。

注意！
- 頻回の下痢により肛門の荒れや疼痛があっても羞恥心のために訴えられない患者もいるので、看護師からの声かけが必要です。
- 高齢の患者では電解質バランスを崩して、死亡に至ることもあります。

4 放射線性皮膚炎

- 外部照射の場合は必ず起こります。

根拠 皮膚の基底細胞(幹細胞)や皮脂腺・汗腺、微小血管が影響を受け、皮膚のバリア機能が低下するために乾燥や炎症が起こります。

- **好発部位**：皮膚が重なり合うところや、骨盤部の照射では会陰部など下着や衣類の接触するところに起こります。
- **対処方法**：皮膚の観察と予防的スキンケアが大切です。保湿剤は医師に処方してもらいましょう。
- **急性の皮膚炎**：治療開始後2〜3週間で発症、治療終了後1週間でピークとなり、1〜3カ月で治癒します。
- **晩期の皮膚炎**：汗腺、皮脂腺の機能低下、色素沈着が起こります。治癒は困難とされています。

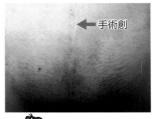
下腹部の放射線性皮膚炎

← 手術創

注目！
保湿剤を使用する場合は、薄く塗るように指導します。

5 排尿障害

- 放射線による粘膜障害が起こり、膀胱、尿道が炎症を起こします。
- 治療開始3〜5週間で発症し、治療終了後数週間持続します。
- 排尿困難、排尿痛、残尿感、頻尿、血尿などの膀胱炎症状が起こります。

6 浮 腫

- 放射線照射により、リンパ管の流れが障害されて起こります。
- 治療終了後、数カ月して発症します。リンパ節郭清後の治療ではかなりの影響があります(p.104参照)。
- **発症部位**：下腹部、陰部、鼠径部に始まり、徐々に範囲が広がります。

注意！ リンパ節郭清後の患者にはとくに注意が必要です。リンパマッサージなどの専門的な介入が必要です。

7 骨髄抑制

- 放射線療法単独での発症頻度はきわめて低いです。

注意！ 同時化学放射線療法(CCRT)では注意が必要で、毎週の検血によりチェックを行います。

8 性機能障害

- 性行為の目的は、生殖、快楽、快感、コミュニケーションです。性生活に関することは他人には相談しにくいものですが、暮らしの重要な側面です。
- **症状出現時期**：治療前〜治療終了後数年にわたります。
- 骨盤部への照射の場合、腟や外陰部の粘膜炎は治療開始後1〜2週間後から終了後1カ月近く続くことがあります。化学療法併用の場合は1カ月以上持続することがありますが、多くは3カ月以内に回復します。
- 閉経前の骨盤部への照射は卵巣機能不全を起こすので、腟潤滑低下を起こします。腟潤滑の低下に対しては、一般薬局や通販で腟潤滑ゼリーを販売しているので紹介します。状況によっては、ホルモン補充療法(HRT)が行われます。

注意！ 患者は自ら相談しにくい状況にあるので、あらかじめ情報提供を行います。

注目！ 卵巣機能の温存
若年子宮頸がん患者では手術で放射線照射野外に卵巣移動を行い、卵巣機能の温存をすることがあります。

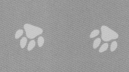

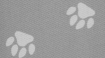

6 章

婦人科でよく使われる薬剤

- 薬剤情報は、2022年6月現在のものです。

- 本書で取り上げる商品の解説での用法・用量や効能については、一部適用外(承認外)の商品の使用が含まれます。実際の使用にあたっては、必ず個々の添付文書を参照し、その内容を十分に理解した上でご使用ください。

- 本書の編集制作に際しては、最新の情報をふまえ、正確を期すよう努めておりますが、医学・医療の進歩により、記載内容は変更されることがあります。その場合、従来の治療や薬剤の使用による不測の事故に対し、著者および当社は責を負いかねます。

- 製品写真は2022年6月時点で、各メーカーの医療関係者向けホームページなどより許可を得て掲載したものです。製品の外観は、メディケーションエラー減少の目的の改善などにより、つねに変更することがあります。また、製品は予告なく販売中止される可能性がありますので、各製品の使用時には最新の添付文書などをご確認ください。

婦人科で使用される代表的な薬剤

病棟（入院）では、ジェネリック医薬品が主になります。名称は聞き慣れた商品名だけに頼らず「一般名、剤型・用量、薬効」もセットで覚えましょう。名称は使用のたびに確認し、アンプルなどでの声出しのダブルチェックでは「ラベルを全部」読み上げます。

腟炎・腟症の治療薬

● 帯下の増加や陰部の掻痒のあるときに使われます（**腟炎についてはp.57参照**）。子宮内腔や腟の処置・検査などの後に、感染予防の意味で腟錠を入れることがあります。病棟往診などベッド上の処置や診察では、腟鏡の奥まで十分に明るく照らして診察します。

外 形	一般名(商品名)	適応・注意点など	外 形	一般名(商品名)	適応・注意点など
	クロラムフェニコール（クロマイ®腟錠100mg）	・細菌性腟炎		オキシコナゾール硝酸塩（オキナゾール®腟錠600mg）	・真菌性腟炎（1回投与）
	メトロニダゾール：MNZ（フラジール®腟錠250mg）	・細菌性腟症（7〜10日間）・トリコモナス腟炎（10〜14日間）		エストリオール（エストリール腟錠0.5mg）	・萎縮性（老人性）腟炎

細菌性腟症に特定の原因微生物はなく、常在菌叢のバランスが崩れることにより起こります。また、トリコモナス原虫は、ピンポン感染するので、パートナーの男性にも内服薬が必要です。

 注目！ 腟錠の入れ方

患者自身が腟錠を入れる場合は、「濡れた手で長く触ると崩壊する」「人差し指、中指、親指で挟んで、腟口では縦に入れ、そこから人差し指の頭にのせて腟内に深く挿入する」「就寝前に入れると出てくる心配が少ない」ことなどを説明します。

感染症薬・抗菌薬

外 形	一般名(商品名)	適応・注意点など	外 形	一般名(商品名)	適応・注意点など
	アジスロマイシン水和物：AZM（ジスロマック®錠250mg）	・クラミジア・アジスロマイシン水和物は1回のみの服用でかなり効果が高い。		セフトリアキソンナトリウム水和物：CTRX（ロセフィン静注用0.5g）	・子宮頸管炎
	クラリスロマイシン：CAM（クラリス錠200）				

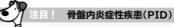 **注目！ 骨盤内炎症性疾患（PID）**

救急で問題となるのはPID（p.58参照）です。クラミジア、淋菌の感染をまず疑って、アジスロマイシンの投薬とセフトリアキソン点滴が行われることが多いです。

外　形	一般名(商品名)	適応・注意点など	外　形	一般名(商品名)	適応・注意点など
クラビット500mg	レボフロキサシン：LVFX（クラビット®錠500mg）	・呼吸器科・泌尿器科・婦人科に広く使用。 ・妊婦は禁忌。 ・過剰な使用や耐性菌増加に注意する。		アシクロビル（ゾビラックス錠200）	・性器ヘルペス ・早期から使用。 ・内服薬は、腎機能によって用量を調節する。
シプロフロキサシン：CPFX（シプロキサン®錠200mg）			パラシクロビル塩酸塩：VACV（バルトレックス®錠500）	
メトロニダゾール（フラジール®内服錠250mg）	・嫌気性菌 ・アネメトロ®の長期使用で味覚異常が発現することもある。		ファムビル（ファムビル®錠250mg）	
メトロニダゾール（アネメトロ®点滴静注液500mg）		アラセナ-A軟膏3%	ビダラビン（Ara-A）（アラセナ-A軟膏3%）	
Dalacin150	クリンダマイシン塩酸塩：CLDM（ダラシン®カプセル150mg）	・嫌気性菌 ・他の抗菌薬との併用が多い。		
クリンダマイシン塩酸塩：CLDM（ダラシンS®注射液300mg）		

注意！　抗菌薬の略語や商品名に注意！
抗菌薬は、よく略語や商品名で記載されます。中には医師や薬剤師でも勘違いしやすいほど略語と商品名が類似しているものもあるので注意が必要です。

注目！　間違えられやすい薬剤
フロモックス®錠（一般名：セフカペンピボキシル塩酸塩水和物〈略語：CFPN-PI〉）の点滴薬としてフルマリン®（一般名：フロモキセフナトリウム〈略語：FMOX〉）がよく間違えられます。

鎮痛薬

● 鎮痛薬は、骨盤内炎症性疾患や月経痛、腫瘍の捻転での疼痛コントロールになくてはならないものです。

これも覚えておこう！

アセトアミノフェンとNSAIDs（エヌセイズ）（非ステロイド性抗炎症薬）

● アセトアミノフェンは、鎮痛と解熱で用量が異なるため、使用時には使用目的を確認します。鎮痛（内服・注射）では300 〜 1,000mg ／回、投与間隔は4 〜 6時間以上（成人では1日最大4,000mg。注射の場合、50kg未満の制限あり）。急性上気道炎の解熱・鎮痛（内服・注射）では300 〜 500mg ／回、原則1日2回まで（1日最大1,500mg）。

● NSAIDs（Non-Steroidal Anti-Inflammatory Drugs）は、抗炎症作用、鎮痛作用、解熱作用を有する薬剤の総称で、広義にはステロイドではない抗炎症薬すべてを含みます。一般的には、疼痛、発熱の治療に使用される解熱鎮痛薬とほぼ同義語として用いられます。腎機能悪化や胃腸障害を起こすことに注意を要しますが、COX-1阻害薬とCOX-2阻害薬があり、2のほうが胃には優しいと言われています。抗炎症作用がほとんどないアセトアミノフェンはNSAIDsには分類されていません。

❶ 鎮痛薬（内服・注射薬）

外　形	一般名(商品名)	適応・注意点など
カロナール200	アセトアミノフェン（カロナール®錠200）	p.145「これも覚えておこう！」も参照。 • 規格が多数ある。 • 注射は投与時間が1回15分と決まっていて、遅すぎると血中濃度が上がらず、期待した効果が得られなくなる。
アセリオ静注液	アセトアミノフェン（アセリオ静注液1000mgバッグ）	
ロキソニン60mg	ロキソプロフェンナトリウム水和物（ロキソニン®錠60mg）	p.145「これも覚えておこう！」も参照。 • NSAIDs（COX-1阻害薬）
ボルタレン25mg	ジクロフェナクナトリウム（ボルタレン®錠25mg）	• NSAIDs（COX-1阻害薬） • 腎機能悪化に注意する。 • 剤形と用量を確認して使い分ける。SRカプセルは、ボルタレン®錠よりも持続時間が長い。
ボルタレンSR37.5mg	ジクロフェナクナトリウム（ボルタレン®SRカプセル37.5mg）	
ボルタレン®サポ®	ジクロフェナクナトリウム（ボルタレン®サポ®50mg）	坐薬です

外　形	一般名(商品名)	適応・注意点など
	セレコキシブ（セレコックス®錠100mg）	• NSAIDs（COX-2阻害薬） • COX-2阻害薬は胃に優しいタイプ（メロキシカムはCOX-1も弱く阻害）。 消化管障害の発生リスクが高い患者への投与は注意が必要です。エビデンスは不明ですがCOX-1阻害薬とCOX-2阻害薬では、2のほうが胃に優しいと言われています。
Mobic 10mg	メロキシカム（モービック®錠10mg）	
ソセゴン注射液	ペンタゾシン（ソセゴン®注射液15mg）	• 嘔気がでることがある。 • 筋注で使用。 • 腎機能低下時にも使用可能。
LYRICA OD 75mg	プレガバリン（リリカ®OD錠75mg）	• 神経障害性疼痛に有効。 • 眠気、嘔気に注意。
トラマールOD錠25mg	トラマドール塩酸塩（トラマール®OD錠25mg）	• 慢性疼痛にも使用できる。 • トラムセット®配合錠ではトラマドール塩酸塩37.5mgとアセトアミノフェン325mgを含むことから、定期服用に頓用でのカロナール使用時の過量投与に注意する。 • 1日1回製剤もあり。
	トラマドール塩酸塩/アセトアミノフェン（トラムセット®配合錠）	

❷ 鎮痛薬（湿布、塗り薬）

外　形	一般名(商品名)	適応・注意点など
モーラステープ40mg	ケトプロフェン（モーラス®テープL40mg）	• はがれにくい、かぶれにくい。 • 腰痛症等にも適応あり。
セルタッチパップ70	フェルビナク（セルタッチ®パップ70）	• 無香性

外　形	一般名(商品名)	適応・注意点など
アドフィードパップ40mg	フルルビプロフェン（アドフィード®パップ40mg）	• わずかに刺激性のにおいがある。
ジクトルテープ75mg	ジクロフェナクナトリウム（ジクトル®テープ75mg）	• 皮膚そう痒感 • がんにおける鎮痛の場合、1日1回2枚貼付し、最大3枚まで増量可能。 • 腰痛症等にも適応あり。

❸ 鎮痛薬（周術期）

外　形	一般名(商品名)	適応・注意点など
本ページの「❶鎮痛薬」の外用写真参照。	アセトアミノフェン（アセリオ静注液1000mgバッグ）	• 頓用や定時使用（最もよく使用）
	ペンタゾシン（ソセゴン®注射液15mg）	• 嘔気に注意。 • 筋注で使用。

外　形	一般名(商品名)	適応・注意点など
ロピオン静注	フルルビプロフェンアキセチル（ロピオン®静注50mg）	• NSAIDs • 添加物に精製ダイズ油を使用しているため配合変化に注意する。

周術期の抗菌薬

● 抗菌薬は、*B. fragilis* グループ（嫌気性菌）、腸内細菌科細菌に使用します。抗菌薬アレルギーにはアレルギー歴がある薬剤を避けてその他の薬剤で対応します。薬剤によっては2剤併用（抗嫌気性菌＋抗グラム陰性菌）します。肥満症例（80kg以上）では倍量投与が行われます。

外 形	一般名（商品名）	適応・注意点など
	セファゾリンナトリウム：CEZ（セファゾリンナトリウム注射用1g「日医工」）	● 短時間手術 ● 投与間隔は8時間が基本。
	セフメタゾールナトリウム：CMZ（セフメタゾールナトリウム静注用1g「日医工」）	● 短時間手術 ● 投与間隔は8時間が基本。

外 形	一般名（商品名）	適応・注意点など
	クリンダマイシンリン酸エステル：CLDM（ダラシン®注射液600mg）	● セフェム系のアレルギー時には、アミノグリコシド系のものが使われることもある。 ● アネメトロ®点滴静注液は瓶製剤のため、投与時にエア針を使用する。
	バンコマイシン塩酸塩：VCM（バンコマイシン塩酸塩点滴静注用0.5mg「日医工」）	
	メトロニダゾール：MNZ（アネメトロ®点滴静注液500mg）	
	レボフロキサシン水和物：LVFX（クラビット®点滴静注バッグ500mg/100mL）	

周術期の制吐薬

● 術後の嘔気・嘔吐は疼痛とともに辛いものです。2021年8月から、抗がん剤の制吐薬としてしか認められていなかった5-HT3（セロトニン）受容体拮抗薬を、術後の嘔気・嘔吐予防に使うことが許可されました。

外 形	一般名（商品名）	適応・注意点など
	メトクロプラミド（プリンペラン®錠5）	● 頓用 ● 中枢性制吐薬 ● 使用しすぎると副作用で錐体外路症状が現れることがある。
	メトクロプラミド（プリンペラン®注射液10mg）	
	ヒドロキシジン塩酸塩（アタラックス®P注射液25mg/mL）	● 頓用 ● 抗コリン作用により症状が悪化するおそれのある患者（緑内障患者ほか、添付文書参照）に注意する。
	ドンペリドン（ナウゼリン®坐剤60）	● 頓用 ● 妊婦は禁忌。

外 形	一般名（商品名）	適応・注意点など
	プロクロルペラジンマレイン酸塩（ノバミン®錠5mg）	● 頓用 ● 使用しすぎると副作用に錐体外路症状が現れることがある。
	プロクロルペラジンマレイン酸塩（ノバミン®筋注5mg）	
	グラニセトロン塩酸塩（グラニセトロン静注液1mg「HK」）	● 5-HT3（セロトニン）受容体拮抗薬 麻酔科医が手術中の嘔気予防に使うことが多いです。
	オンダンセトロン塩酸塩水和物（オンダンセトロン注射液4mg「サンド」）	

💊 睡眠薬

外　形	一般名(商品名)	適応・注意点など
マイスリー5mg マイスリー5mg ★★★ 入眠剤 ★★★	ゾルピデム酒石酸塩 (マイスリー®錠5mg)	・超短時間作用型
Lendormin Lendorm 13A 13A	ブロチゾラム (レンドルミン®錠0.25mg)	・短時間作用型
ルネスタ1mg 1 ルネスタ ルネスタ	エスゾピクロン (ルネスタ®錠1mg)	・超短時間作用型 ・苦味あり。 ・筋弛緩作用が少ないためにふらつきが少なく、耐性がつきにくい。

外　形	一般名(商品名)	適応・注意点など
ロゼレム8mg 157 157 ロゼレム8mg ロゼレム8mg	ラメルテオン (ロゼレム®錠8mg「タケダ」)	・不眠症における入眠困難を改善する。 ・効果出現まで数日かかる。
ムラ20mg ベルソムラ20mg	スボレキサント (ベルソムラ®錠20mg)	・覚醒中枢に特異的に作用する。 ・相互作用に注意する。肝臓の酵素で代謝されるため、肝臓の酵素の働きに関係する薬には、併用注意。 ・眠気が残る、悪夢をみることがある。

💊 下　剤

● 女性は特に便秘で悩んでいることが多く、さまざまな薬を飲んでいることがあります。

外　形	一般名(商品名)	適応・注意点など
マグミット錠 マグミット錠 330mg 330mg 330mg 330mg 330mg	酸化マグネシウム (マグミット®錠330mg)	・緩下剤 ・高齢者や腎機能低下者は高マグネシウム血症に注意する。
Seng-BO ヨーデルSeng	センナエキス (ヨーデル®S糖衣錠-80)	・刺激性下剤 ・長期連用で効果減弱。
プルゼニド12mg プルゼニド12mg プルゼニド12mg 緩下剤 緩下剤	センノシド (プルゼニド®錠12mg)	・刺激性下剤
	ピコスルファートナトリウム水和物 (ラキソベロン®内用液0.75%)	・液体製剤は15滴で1mLとカウントする(10mL製品で10回分使用できる)。
	ピコスルファートナトリウム水和物 (ラキソベロン®錠2.5mg)	

外　形	一般名(商品名)	適応・注意点など
アミティーザ カプセル24μg アミティーザ アミティーザ 24μg 24μg	ルビプロストン (アミティーザ®カプセル24μg)	・嘔気が出やすく、食後に服用する。
新レシカルボン坐剤	炭酸水素ナトリウム／無水リン酸二水素ナトリウム (新レシカルボン®坐剤)	・腸内に炭酸ガスを発生し、蠕動運動を亢進することで排便を促進する。
モビコール配合内用剤LD 6.9g	マクロゴール4000 (モビコール®配合内用剤LD)	・水で溶解して服用する(1包当たり約60mL)。 ・2種類(LD、HD)あるため注意する(LD2包=HD1包)。
リンゼス0.25mg 本剤は吸湿するため、 服用直前に取り出してください。 下 725 リンゼス0.25mg	リナクロチド (リンゼス®錠0.25mg)	・食後の服用は下痢が起こりやすいので、必ず食前に服用する。
グーフィス錠5mg グーフィス グーフィス 5mg 慢性便秘症のお薬です	エロビキシバット水和物 (グーフィス®錠5mg)	・食前に服用。 ・ウルソデオキシコール酸錠(ウルソ®錠)(肝機能改善薬)と併用注意する(ウルソ®錠の作用減弱)。

💊 ホルモン剤

● 避妊や月経痛、子宮筋腫、子宮内膜症の治療にピルは欠かせません。避妊用ピルは経口避妊薬(OC；oral contraceptive)、疾患の治療用ピルは低用量エストロゲン-プロゲスチン(LEP；Low dose estrogen-progestin)とよび、含有されるホルモン量で中用量、低用量、超低用量に分類されます。

❶ ホルモン剤（主に偽閉経療法および月経困難症）

外　形	一般名（商品名）	適応・注意点など	外　形	一般名（商品名）	適応・注意点など
合錠 プラノバール 配合錠 プラノバー AK376 AK376 AK376	ノルゲストレル/エチニルエストラジオール（プラノバール®配合錠）	• 月経不順、長い出血 • 中用量ピルで、消退出血させて内膜をリセットして止血する。	LUNABELL LD	ノルエチステロン/エチニルエストラジオール（ルナベル®配合錠LD〔LEP製剤※〕）	• 月経困難症で保険適用。
リュープリン	リュープロレリン酢酸塩（リュープリン®皮下用3.75mg「タケダ」）	• GnRHアゴニスト	LUNABELL ULD	ノルエチステロン/エチニルエストラジオール（ルナベル®配合錠ULD〔LEP製剤※〕）	
スプレキュア	ブセレリン酢酸塩（スプレキュア®点鼻液0.15%）			ドロスピレノン/エチニルエストラジオール（ヤーズ®配合錠〔LEP製剤※〕）	• 月経困難症
レルミナ 40mg レルミナ40mg レルミナ40mg	レルゴリクス（レルミナ®錠40mg）	• GnRHアンタゴニスト		ドロスピレノン/エチニルエストラジオール（ヤーズフレックス®配合錠〔LEP製剤※〕）	• 子宮内膜症に伴う疼痛の改善。 • 月経困難症
ディナゲスト 1mg MG235 MG235 ディナゲスト1mg	ジェノゲスト（ディナゲスト錠1mg）	• 不正出血少量を反復することがある。 • 0.5mg：月経困難症 • 1mg：子宮内膜症、子宮腺筋症	Jemina 21 ジェミーナ	レボノルゲストレル/エチニルエストラジオール（ジェミーナ®配合錠）	• 月経困難症

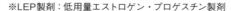

※LEP製剤：低用量エストロゲン・プロゲスチン製剤

 注目！

子宮筋腫に対する手術での出血量を少なく、創部を小さく侵襲の少ないものにするために、自然に視床下部から分泌されている性腺刺激ホルモン放出ホルモン（GnRH）に似たGnRHアゴニスト、GnRHアンタゴニストというホルモンが、偽閉経療法として術前に頻用されています。術後に追加のホルモン治療を早期から行うこともあります。周術期の血栓症の予防のため、ピルは術前に1カ月休薬を指示されます。

レボノルゲストレル放出子宮内システム（ミレーナ®）についてはp.21参照。

❷ ホルモン剤（その他の治療用ホルモン剤）

外　形	一般名（商品名）	適応・注意点など	外　形	一般名（商品名）	適応・注意点など
本ページの〔①ホルモン剤〕の外形写真参照。	ノルゲストレル/エチニルエストラジオール（プラノバール®配合錠）〔卵胞ホルモン黄体ホルモン合剤、中用量ピル〕	• 子宮出血 • 消退出血を起こして、止血・内膜をリセットする。		メドロキシプロゲステロン酢酸エステル：MPA（ヒスロン®錠5）	• 黄体ホルモン • ヒスロン®Hは子宮体がん・乳がんに対する抗がん剤である。
プレマリン 0.625mg プレマリン 0.625mg 0.625 0.625 0.625	結合型エストロゲン（プレマリン®0.625mg）	• 卵胞ホルモン • 子宮出血		メドロキシプロゲステロン酢酸エステル：MPA（ヒスロン®H錠200mg）	
ルトラール 2mg ルトラール ルトラール 2	クロルマジノン酢酸エステル（ルトラール®錠2mg）	• 黄体ホルモン • 無月経	クロミッド 50mg クロミッド クロミッド 50 50	クロミフェンクエン酸塩（クロミッド®錠50mg）	• 排卵誘発剤
			セキソビット 100mg 100mg セキソビット	シクロフェニル（セキソビット®錠100mg）	

6章

婦人科でよく使われる薬剤

149

ホルモン補充療法（HRT；hormone replacement therapy）

- 閉経が近づくと更年期障害が強く出ることがあります。心理療法や漢方薬治療などで効果が薄いときにはHRTを行います。骨粗しょう症や、若年者で両側卵巣を摘出した際もHRTの適応です。
- 子宮摘出後は、E（エストロゲン）のみ補充しますが、子宮がある場合はEのみだと子宮体がんの発生が心配されるため、P（プロゲステロン〈黄体ホルモン〉）の製剤を追加します。

❶E（エストロゲン製剤）

外　形	一般名(商品名)	投与方法など
	結合型エストロゲン（プレマリン®錠0.625mg）	• 投与経路：経口 • 基本は毎日服用。
	エストラジオール（ジュリナ®錠0.5mg）	
	エストラジオール（エストラーナ®テープ0.72mg）	• 投与経路：経皮（貼付剤） • 2日ごとに貼り替え。

外　形	一般名(商品名)	投与方法など
	エストラジオール（ル・エストロジェル0.06%）	• 投与経路：経皮（ジェル） • 毎日塗布。1日1プッシュ（0.54mg）、2プッシュ（1.08mg）の場合は両腕の手首から肩に。
	エストラジオール（ディビゲル®1mg）	• 投与経路：経皮（ジェル） • 左右どちらかの大腿部、あるいは下腹部に毎日塗布。

> **注意！** 添加物にアルコールを含むため、患者のアルコールへのアレルギーの有無に注意します。

❷P（プロゲステロン製剤）

外　形	一般名(商品名)	投与方法など
	メドロキシプロゲステロン酢酸エステル（プロベラ®錠2.5mg）	• 投与経路：経口 • 服用方法は多様。

> **注目！**
> EとPの投与法にはさまざまな組み合わせがあります。Eの製剤は、経口、皮膚に塗布、皮膚パッチの3種類があります。Pは経口です。

❸E+P（エストロゲン＋プロゲステロン）製剤

外　形	一般名(商品名)	投与方法など
	エストラジオール/レボノルゲストレル（ウェールナラ®配合錠）	• 投与経路：経口 • 閉経後骨粗しょう症 • エストラジオール1mg、レボノルゲストレル0.04mg、毎日服用。

外　形	一般名(商品名)	投与方法など
	エストラジオール/酢酸ノルエチステロン（メノエイト®コンビパッチ）	• 投与経路：経皮（貼付剤） • エストラジオール50μg/日、酢酸ノルエチステロン140μg/日。 • 3〜4日ごと、週2回下腹部に貼付する。

❹緊急避妊薬

外　形	一般名(商品名)	投与方法など
	レボノルゲストレル（ノルレボ®錠1.5mg）	• 緊急避妊薬（完全な妊娠阻止はできない）。 • 性交後72時間以内に1回1.5mgをできるだけ速やかに投与。 • 服用後2〜3時間以内に嘔吐した場合は、再度内服するか、内服以外の方法に変更する。

血栓予防・治療薬

外形	一般名(商品名)	適応・注意点など
	エノキサパリンナトリウム(クレキサン®皮下注キット2000IU)	• 術後の静脈血栓予防に使用。 • ドレーンや硬膜外チューブ抜去時に出血しやすくなるので注意する。
	フォンダンパリヌクスナトリウム(アリクストラ®皮下注1.5mg)	• ドレーンや硬膜外チューブ抜去時に出血しやすくなるので注意する。

外形	一般名(商品名)	適応・注意点など
	ヘパリンカルシウム(ヘパリンカルシウム皮下注5千単位/0.2mLシリンジ「モチダ」)	• 細かな指示のある皮下注射。
	エドキサバントシル酸塩水和物(リクシアナOD錠®60mg)	• 直接作用型経口抗凝固薬(DOAC) • 体重や腎機能によって用量を調節する。

漢方薬[1]

● 患者は漢方薬を番号や包装の色で覚えていることが多いので、方剤名や効能とあわせて確認します(保険適用の漢方エキス剤の製品番号は、国内製薬会社でほとんど共通)。

● 漢方薬の味数(構成生薬数)は、少ないほど"効果の切れ味"がよくなります。

注意!
● 漢方薬を複数併用すれば味数が増えるため、"切れ味"の減弱に注意します。
● 複数の漢方薬を服用している場合、成分が重複している場合もあるため用量に注意が必要です。
● 漢方薬の多くは顆粒ですが、服用しづらい場合は、錠剤が販売されている製剤もあります。

これも覚えておこう!

漢方薬の切り替え
● 毎日同じ漢方薬を服用することがよい場合もありますが、月経のある年齢層では周期の中で体調および症状が変化するため、方剤の調節や切り替えをすることがあります。
● 例えば、月経周期28〜30日の患者では、以下のように処方することがあります。
　①排卵以降(PMS)月経前：気分変動(気逆)や頭痛(水滞)、便秘(瘀血)の方剤を用います。
　②月経出血から5日程度：痛みやむくみや貧血症状の方剤を用います。

❶婦人科3大処方

外形	方剤(番号)…味数	適応・注意点など
ツムラ 当帰芍薬散 2.5g 23	当帰芍薬散(23)…6	• 月経痛、むくみ、貧血 • 虚弱な冷え症に。
ツムラ 加味逍遙散 2.5g 24	加味逍遙散(24)…10	• 冷えのぼせ、血の道症 • 口数の多いイライラ • 更年期障害の基本薬 • 愁訴のゆらぎ

外形	方剤(番号)…味数	適応・注意点など
ツムラ 桂枝茯苓丸 2.5g 25	桂枝茯苓丸(25)…5	• 月経困難、肩こり、のぼせ • 宿便傾向に。

❷ 対症的に頓用や予防に用いる（症状と月経の時期も把握して処方する）

外　形	方剤(番号)…味数	適応・注意点など	外　形	方剤(番号)…味数	適応・注意点など
ツムラ シャクヤクカンゾウトウ 芍薬甘草湯 2.5g (68)	芍薬甘草湯 (68)…2	• けいれんするような筋肉の痛み(こむら返り、疝痛など) • とくに痛いとき • NSAIDsの補助にも。	ツムラ ハンゲシャシントウ 半夏瀉心湯 2.5g (14)	半夏瀉心湯 (14)…7	• 口内炎、胸焼け、下痢 • 苦味あり • 心窩部のつかえ
ツムラ ゴレイサン 五苓散 2.5g (17)	五苓散 (17)…5	• 頭痛、めまい、耳なり、浮腫 • 低気圧関連の症状	ツムラ ゴシャジンキガン 牛車腎気丸 2.5g (107)	牛車腎気丸 (107)…10	• 下肢痛、しびれ、頻尿 • 末梢神経障害
ツムラ トウカクジョウキトウ 桃核承気湯 2.5g (61)	桃核承気湯 (61)…5	• イライラのPMS • 軟便なら減量	ツムラ ホチュウエッキトウ 補中益気湯 2.5g (41)	補中益気湯 (41)…10	• 全身倦怠、食欲不振 • 気力・体力の低下
ツムラ ヨクカンサンカチンピハンゲ 抑肝散加陳皮半夏 2.5g (83)	抑肝散加陳皮半夏 (83)…7+2	• 不眠、神経症 • 口に出せないイライラ	ツムラ ダイケンチュウトウ 大建中湯 2.5g (100)	大建中湯 (100)…4	• 腹部膨満感、腹痛、下痢
ツムラ ハンゲコウボクトウ 半夏厚朴湯 2.5g (16)	半夏厚朴湯 (16)…5	• 不安神経症、嘔気 • 神経性食道狭窄(梅核気)	ツムラ ジュウゼンタイホトウ 十全大補湯 2.5g (48)	十全大補湯 (48)…10	• 体力低下、食欲不振 • 手術後の体力回復
ツムラ サイコカリュウコツボレイトウ 柴胡加竜骨牡蛎湯 2.5g (12)	柴胡加竜骨牡蛎湯 (12)…10	• 心悸亢進、不眠、苛立ち • 具体的なストレス			

■■ 引用・参考文献

🐾 2章 --

1) 日本産科婦人科学会編. 子宮内膜症取扱い規約 第2部診療編. 第3版. 東京. 金原出版. 2021, 104p.
2) American Society of Reproductive Medicine. Revised American Society for Reproductive Medicine classification of endometriosis. Fertil Steril. 67, 1997, 817-21.
3) 日本産科婦人科学会・日本産婦人科医会. 産婦人科診療ガイドライン：婦人科外来編2020. 日本産科婦人科学会, 2020, 92.
4) 日本産科婦人科学会編. 子宮内膜症取扱い規約 第2部治療編・診療編. 東京. 金原出版. 2010, 92.
5) がん情報サービス (子宮頸がん)
   http://ganjoho.jp/public/cancer/cervix_uteri/index.html (2022年7月閲覧)
6) 日本産科婦人科学会. 産婦人科研修の必修知識2016-2018. 日本産科婦人科学会, 2016, 590.
7) Pisarska, MD. et al. Incidence and risk factors for ectopic pregnancy. Clin Obstet Gynecol. 42 (1), 1999, 2-8.
8) 日本産科婦人科学会・日本産婦人科医会. 産婦人科診療ガイドライン：産科編2014. 日本産科婦人科学会, 2014, 116.
9) 日本産科婦人科学会生殖・内分泌委員会. 日本人女性の更年期症状評価表. 日本産科婦人科学会雑誌, 53, 2001, 13-4.
10) がん情報サービス (卵巣がん・卵管がん 検査)
    http://ganjoho.jp/public/cancer/ovary/diagnosis.html (2022年7月閲覧)

🐾 4章 --

1) Ramirez, PT. et al. Minimally Invasive versus Abdominal Radical Hysterectomy for Cervical Cancer. N Eng J Med. 379 (20), 2018, 1895-904.

🐾 5章 --

1) 有害事象共通用語規準v4.0 (CTCAEv4.0) 日本語訳JCOG版. 2017.
   http://www.jcog.jp/doctor/tool/CTCAEv4J_20170912_v20_1.pdf (2022年7月閲覧)
2) 日本癌治療学会編. 制吐薬適正使用ガイドライン2015年10月. 【第2版】一部改訂版 (ver.2.2) 2018年10月.
   http://www.jsco-cpg.jp/item/29/index.html (2022年7月閲覧)
3) 辻晃仁編. はじめてのがん化学療法看護. 大阪. メディカ出版, 2016, 136p.
4) 橋口周子ほか. 治療に伴う看護特集：そのままつかえる有害事象別パンフレット 放射線療法の患者説明. プロフェッショナルがんナーシング. (3), 2014, 2-44.
5) イラストでよくわかる放射線治療・放射線化学療法とサポーティブケア. 2015, 80p.

🐾 6章 --

1) 芝本拓巳. "婦人科でよく使われる薬剤". はじめての婦人科看護. 大阪. メディカ出版, 2017, 135-6.

索 引

158

振り返りテストダウンロード方法

本書の資料は、WEB ページからダウンロードすることができます。以下の手順でアクセスしてください。

■メディカ ID（旧メディカパスポート）未登録の場合

メディカ出版コンテンツサービスサイト「ログイン」ページにアクセスし、「初めての方」から会員登録（無料）を行った後、下記の手順にお進みください。

https://database.medica.co.jp/login/

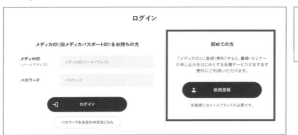

■メディカ ID（旧メディカパスポート）ご登録済の場合

①メディカ出版コンテンツサービスサイト「マイページ」にアクセスし、メディカ ID でログイン後、下記のロック解除キーを入力し「送信」ボタンを押してください。

https://database.medica.co.jp/mypage/

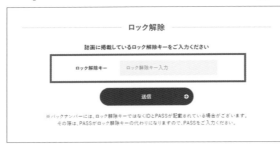

②送信すると、「ロックが解除されました」と表示が出ます。「ファイル」ボタンを押して、一覧表示へ移動してください。

③ダウンロードしたい資料のサムネイルを押すと「ダウンロード」ボタンが表示され、資料のダウンロードが可能になります。

ロック解除キー　fuji322914

※本書は、単行本『はじめての婦人科看護』（2017年刊行）を大幅に加筆・修正したもの
です。

NEW はじめての婦人科看護—"なぜ"からわかる、ずっと使える！

2022年9月10日発行　第1版第1刷
2024年2月20日発行　第1版第3刷

編　著　永野 忠義

発行者　長谷川 翔

発行所　株式会社メディカ出版
　　　　〒532-8588
　　　　大阪市淀川区宮原3-4-30
　　　　ニッセイ新大阪ビル16F
　　　　https://www.medica.co.jp/

編集担当　西岡和江
編集協力　加藤明子／小川美津子
装幀・組版　クニメディア株式会社
本文イラスト　川本満／福井典子／八代映子
印刷・製本　株式会社シナノ パブリッシング プレス

ISBN978-4-8404-7900-4　　　　　　　　　　　　　　　Printed and bound in Japan

当社出版物に関する各種お問い合わせ先（受付時間：平日9：00～17：00）
●編集内容については、編集局 06-6398-5048
●ご注文・不良品（乱丁・落丁）については、お客様センター 0120-276-115